U0224734

流动的瞬间

江苏援外医疗55年

江苏省卫生健康委员会 编

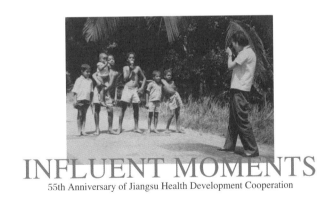

INFLUENT MOMENTS
55th Anniversary of Jiangsu Health Development Cooperation

江苏人民出版社

图书在版编目（CIP）数据

流动的瞬间：江苏援外医疗55年 / 江苏省卫生健
康委员会编. —— 南京：江苏人民出版社，2019.8
ISBN 978-7-214-23948-8

Ⅰ.①流… Ⅱ.①江… Ⅲ.①医疗队 – 对外援助 – 江
苏 – 画册 Ⅳ.①R197.8-64

中国版本图书馆CIP数据核字（2019）第179990号

书　　　名	流动的瞬间：江苏援外医疗55年	
编　　　者	江苏省卫生健康委员会	
选 题 策 划	谢　红	
责 任 编 辑	卞清波	
特 约 编 辑	胡海弘	
装 帧 设 计	末末美书	
版 式 设 计	赵春明	
出 版 发 行	江苏人民出版社	
出版社地址	南京市湖南路1号A楼，邮编：210009	
出版社网址	http://www.jspph.com	
制　　　版	江苏凤凰制版有限公司	
印　　　刷	江苏凤凰通达印刷有限公司	
开　　　本	787毫米×1092毫米　1/16	
印　　　张	22.25　插页　1	
字　　　数	241千字	
版　　　次	2019年10月第1版　2019年10月第1次印刷	
标 准 书 号	ISBN 978-7-214-23948-8	
定　　　价	88.00元	

（江苏人民出版社图书凡印装错误可向承印厂调换）

谨以此书献给
中华人民共和国成立70周年

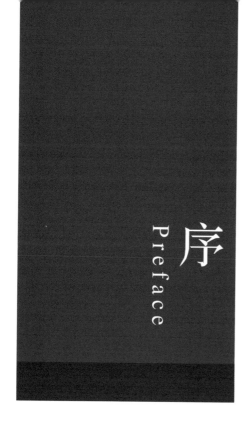

序
Preface

医者仁心，大爱无疆

中国援外医疗队——构建人类命运共同体的实践者

中国与非洲虽然相距万里，但中非传统友谊+命运共同体把彼此紧紧地联系在一起。这种全天候的友谊以及命运与共，不仅体现在中非历史上有着遭受殖民侵略的共同经历以及在反帝、反殖民和反种族主义斗争中的相互声援与支持，也体现在中非双方在全球化时代推动经济发展和增进人民福祉上的互利合作与发展共赢。中非命运共同体的建设不仅体现在中非双方高层领导人走亲戚般的互访上，更体现在中非人民之间的相互交流、理解与支持上。

"国之交在于民相亲"，自中华人民共和国成立以来，中国援外医疗队可以说架设起了中国人民与世界人民交流与沟通理解的一座桥梁。中国援外医疗队的历史始于非洲，重点也在非洲。

1963年，应阿尔及利亚政府邀请，中国向阿派出首支援外医疗队，从此开启了中国援外医疗队的历史。1978年改革开放后，随着对外交往的不断扩大，中国向其他发展中国家派遣援外医疗队数量也逐渐增加。截至2018年7月，中国先后向亚洲、非洲、拉丁美洲、欧洲和大洋洲的71个国家派遣过援外医疗队，累计派出2.6万人次，诊治患者2.8亿人次。目前，中国向56个国家（其中45个是非洲国家）派有医疗队，1095名医疗队员分布在111个医疗点上，1809人次援外医疗队员获得受援国政府颁发的总统勋章等各种国家级荣誉。

江苏省作为全国承担着派遣援外医疗队任务的27个省（区、市）中的一员，50余年来对坦桑尼亚桑给巴尔、马耳他和圭亚那等地开展了不间断的援外医疗行动，为增进我国与发展中国家的团结友谊、增进中外人民之间的相知与友情做出了杰出贡献。本书就是这一辉煌和感人历程的真实写照。全书通过数百张照片和生动的解说文字，充分展现了江苏省援外医疗工作的一个个难忘瞬间，以及广大医疗队员在异国他乡无私奉献，以精湛医术和高尚医德救死扶伤、护佑生命的"不畏艰苦、甘于奉献、救死扶伤、大爱无疆"精神。全书分"火红年代 无悔岁月""对外开放 拥抱世界""追逐梦想 携手同行"以及"命运相连 共创未来"四个部分，以历史的纵向梳理和场景式描述展现了江苏援外医疗队通过医疗推动构建人类命运共同体的生动实践。图文并茂的展示方式更容易与读者形成心灵共振，让人印象深刻、过目难忘。

曾记得，2013年3月两会甫一结束习近平主席就立即出访南非、坦桑尼亚和刚果（布）等非洲三国，并在访非时指出，中非关系是双方风雨同舟、患难与共，一步一个脚印走出来的；中非从来都是命运共同体，共同的历史遭遇、共同的发展任务、共同的战略利益把我们紧紧联系在一起。习主席在访问刚果（布）期间还亲切看望和会见了我国援刚果（布）医疗队并高度评价了援外医疗队工作。习主席还在讲话中首次提炼总结出了"不畏艰苦、甘于奉献、救死扶伤、大爱无疆"这一崇高的中国医疗队精神。这16个字的中国医疗队精神不仅是激励一代又一代医疗队员不懈奋斗的强大精神动力，也是中华民族精神的生动写照。这一精神体现在中国援外医疗对所在国卫生健康事业的每一个支持以及每一位援外医疗队员的每一次出诊上。

曾记得，2014年3月，当几内亚、利比里亚、塞拉利昂等西非国家爆发埃博拉疫情后，中国先后分四批提供了总计达7.5亿元人民币的援助物资和资金。中国驻疫区国家的医疗队没有抽身逃离，而是选择坚守、与非洲朋友共患难，共同抗击疫情。在疫情肆虐的高峰时期，在疫区工作的中国专家和医护人员多达700人次。塞拉利昂外交部长卡马拉高度赞扬中国的帮助是在灾难时期显示出的"真正友谊"。他说："中国慷慨的援助表明，中国是塞拉利昂和非洲国家的真正战略伙伴。中国的形象变得更加高大和正直。"2018年10月，笔者有幸随同中国经济社会理事会代表团访问几内亚，在访问中几友好医院时还亲眼看到医院墙上挂满了中几两国医生共同抗击埃博拉疫情的照片。当地医生在座谈会上无不对中国医疗队的精湛医术和高尚医德表示赞赏和感谢。

中国援外医疗队在用"不畏艰苦、甘于奉献、救死扶伤、大爱无疆"精神挽救一个个生命、书写一个个传奇的时候，其实就是在撒播大爱的火种，在做人民健康的守护者、世界和平的建设者和全球发展的贡献者。他们的努力付出和贡献，不仅有利于中国国际形象的提升和体现大国责任与担当，而且彰显了人道主义精神，推动了受援国卫生事业发展和民众健康水平提升，是构建人类命运共同体的生动实践。

援外医疗以及中非健康卫生合作已日益成为中非全方位合作的重要载体和组成部分，也是构建人类命运共同体不可或缺的重要内容。2018年9月，在中非合作论坛北京峰会上，中非领导人形成共识，要在未来三年和今后一段时间里，重点实施产业促进、设施联通、贸易便利、绿色发展、能力建设、健康卫生、人文交流、和平安全"八大行动"。其中健康卫生领域就是要"实施健康卫生行动，助推非洲公共卫生体系建设"。中国决定在未来三年优化升级50个医疗卫生援非项目，重点建设非洲疾控中心总部、中非友好医院等旗舰项目；开展公共卫生交流和信息合作，实施中非新发再发传染病、疟疾、血吸虫、艾滋病等疾控合作项目，为非洲培养更多专科医生，继续派遣并优化援非医疗队；开展"光明行""爱心行""微笑行"等医疗巡诊活动；实施面向弱势群体的妇幼心连心工程。我们相信，中国援外医疗未来将续写辉煌，在构建人类命运共同体的新征程中继续践行"不畏艰苦、甘于奉献、救死扶伤、大爱无疆"精神，为增进人类健康福祉做出新的贡献。

中国非洲研究院首席研究员、博士生导师 贺文萍

2019年8月

目录
Contents

火红年代 无悔岁月

早在上世纪50年代，毛泽东主席就指出："因为中国是一个具有960万平方公里土地和6万万人口的国家，中国应当对于人类有较大的贡献。"60年代初，他再次强调："已经获得革命胜利的人民，应该援助正在争取解放的人民的斗争，这是我们的国际主义义务。"

1963年底至1964年初，周恩来总理出访非洲十国，堪称中国外交史上建立中非新型关系的"开山之旅"。在这次访问中，周总理提出了中国同非洲国家发展关系的五项原则和以平等互利、不附带条件为核心的中国对外经济技术援助的八项原则，为中非长期友好合作奠定了坚实的基础。

1964年8月，受卫生部委托，江苏省派出了第一期援桑给巴尔医疗队，拉开江苏援外医疗的序幕。当第一期援桑医疗队抵达桑给巴尔时，桑给巴尔卫生部长琼布率数百人的队伍迎接中国医生，几十支歌舞队穿着五颜六色的节日盛装，载歌载舞欢迎中国医疗队的到来。

上世纪六七十年代，在新中国最初走向世界的努力中，援外医疗队员以忘我的精神，全心全意地为非洲人民健康服务，在非洲大地践行着中国对世界的庄严承诺。

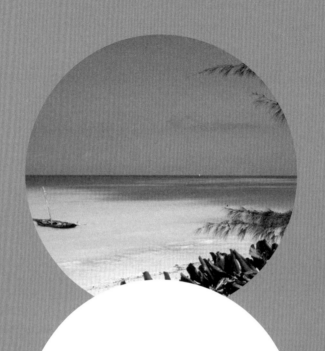

Zanzibar

桑给巴尔

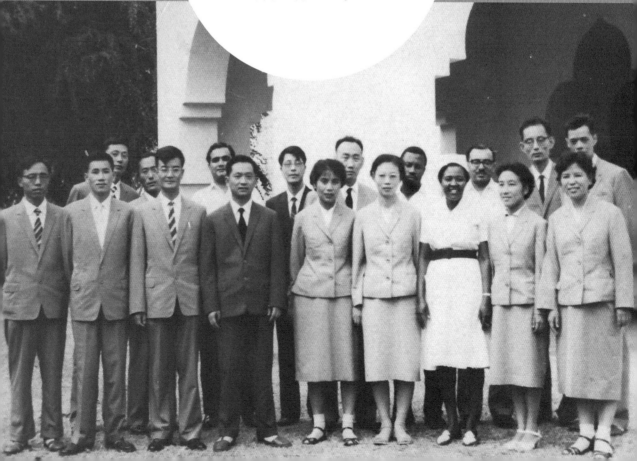

一生的荣耀

　　"为国效力"是所有援外医疗队员共同的愿望。援外期间能亲身参与一些重大的外交事件，与中非领导人一道深化中非友谊，让队员们感到无比荣耀与自豪。1965年6月，周恩来总理访问坦桑尼亚时，江苏第一期援桑医疗队周志耀、王秀红等作为医疗专家随同中国政府代表团一起活动，并有幸与周恩来总理共进晚餐，零距离感受周总理的人格魅力。队员时常感慨，一段共同服务外交事业的经历，让医疗队员与总理、与共和国紧密联系在一起。

　　"两年援外，一生荣耀"，这也是广大援外医疗队员共同的感受。

　　左图：1964年8月20日，第一期援桑医疗队走进列宁医院，标志着江苏省第一支援外医疗队在受援国正式开展援外医疗工作。此后，医疗队基本是两年一轮换（个别队在外工作时间稍长），持续至今。（戴传孝供图）

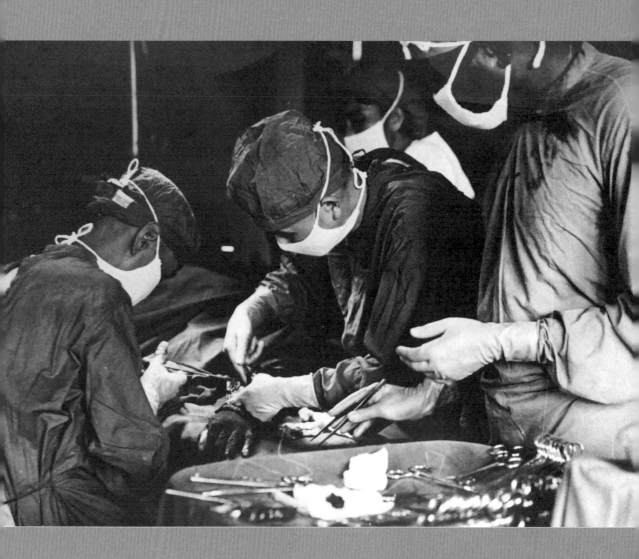

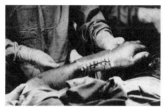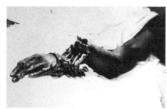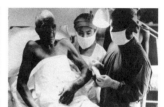

断手再植："奇迹般的手术"

　　1966年5月，桑给巴尔工人哈米西在椰子纤维厂工作时，被粉碎器严重轧伤左前臂，左手与前臂只连着一点皮肉。他的同事将他送到列宁医院（现纳兹摩加医院），经江苏省援桑医疗队员周志耀、戴传孝仔细检查，诊断结果为：左前臂折断，肌肉、肌腱和血管几乎全被轧断，整只手基本接近全断。对于这样严重的粉碎性轧伤，由于创面大，容易感染，通常是做截肢手术。但考虑到哈米西将来的工作和生活，医疗队决定对他实施断手再植。这种手术当时在国内也属于非常复杂的手术，成功几率不高。在随后半年多时间里，医疗队先后为哈米西做了5次手术。出院时，哈米西已经能够用左手拿食物、取衣服、端杯子、提袋子，并做一些轻便的工作。坦桑尼亚全国工人联合会为此发表新闻公告，赞扬"中国外科医生做出了出色的工作，成功地进行了奇迹般的手术"。（戴传孝供图）

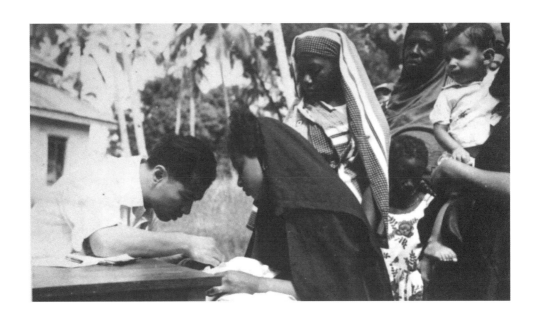

下乡义诊，真情涌动

　　在医院繁忙的工作之外，医疗队常常深入偏远地区和孤岛，为当地人送医送药。下乡巡诊往往需开车、走路数小时，有时还要乘船渡海。由于交通不便，经济落后，与外界隔绝，这些地区缺医少药甚至无医无药。每当看见医疗队到来，当地人奔走相告，人们用带着喜悦和敬重的目光迎接中国医生。当地人说：这是我们全村人最期盼的日子。医疗队就在椰树下、草棚里，搬来几只木头箱、几把椅子搭成简易诊室。队员们顾不上擦汗，顾不上休息，顾不上吃饭，有多少病人就看多少病人。尽管忙，尽管累，但看到病人得到医治后满意的微笑，队员们内心感到充实和满足。

　　上图：1966年，第一期援桑医疗队下乡义诊。（孔祥琏供图）

　　左下图：1974年，第五期援桑医疗队乘快艇下乡巡诊归来。（唐东亮供图）

　　右下图：1973年，第四期援桑医疗队在奔巴下乡巡诊。（顾大福供图）

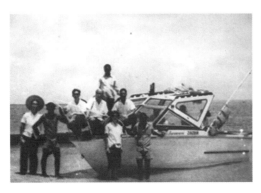 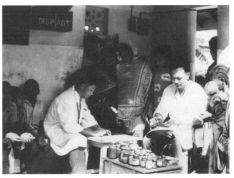

假肢：
从上海到桑给巴尔

　　萨卢姆是桑给巴尔拖拉机站油料保管员，小时候因病失去右腿，一直希望能像正常人一样行走。后来，驻厂的中国工程技术人员和第一期援桑医疗队共同努力，为他进行并完成了测量、取模等20多道工序，并与国内生产厂家联系定制假肢。1968年，一个凝结着中国人民和非洲兄弟深厚友谊的假肢，万里迢迢地从中国上海送到桑给巴尔，安装在萨卢姆的腿上。经医疗队帮助反复调试，萨卢姆终于可以正常行走，开始了新的生活。（新华社供图）

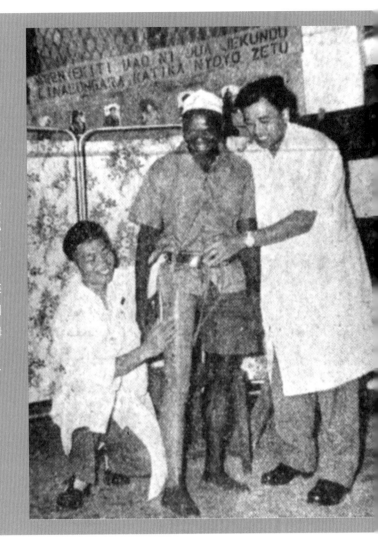

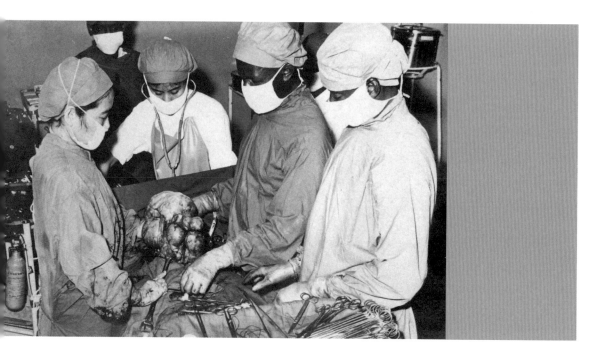

"红友谊"

　　桑给巴尔经济社会发展落后，加上实行一夫多妻制，妇幼保健服务欠缺，因此，妇科病人特别是危重病人很多。1966年的一天夜里，第一期援桑医疗队妇产科医生接诊了一位大出血的孕妇，当时病人已经出现休克，情况非常危急，必须立即手术。但是，列宁医院晚间只有一位中国妇产科医生和几个当地的护士。为争取时间，妇产科医生一个人做起了几个人的事，开刀、拉钩、分离、缝合，"十八般武艺"全用上了。最后，患者母女均脱离危险，数十日后康复出院。后来，小孩的名字就用中国医疗队给起的名字"红友谊"，母女俩也成了医疗队的常客。这在当地传为佳话。

　　上图：1966年，第一期援桑医疗队妇产科医生在做手术。（王秀红供图）

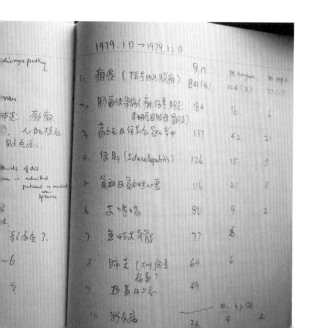

记事本

　　这本有点泛黄的记事本，记录了第七期援桑医疗队内科医生1979年1—12月诊治的主要疾病种类和数量。严谨的作风、科学的态度保证了援外医疗工作的高质量。（刘昕曜供图）

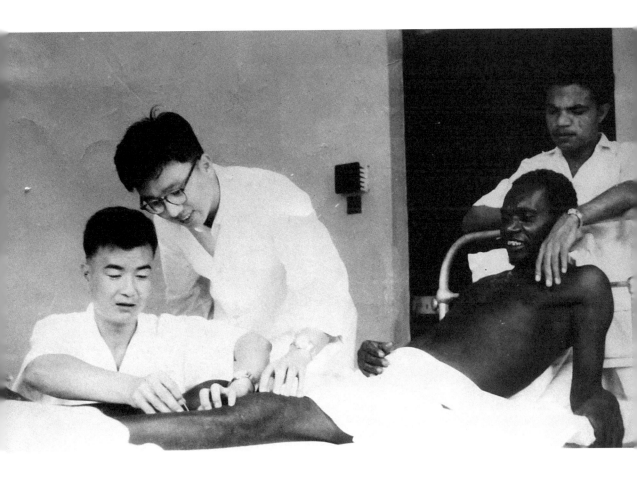

神奇的中医

　　1964年，第一期援桑医疗队就有中医医生参加。一次在接受医疗队医生针灸治疗时，桑给巴尔首任总统卡鲁姆告诉队员：我早知道中国的中医，我是听你们周恩来总理谈过中国的针灸，一根小小的银针居然有这么奇妙的功效，真是不可思议！神奇的银针在一次次让桑给巴尔患者感受奇迹、恢复健康的同时，也令他们对中医和中医文化产生浓厚的兴趣。为培养桑给巴尔自己的针灸医生，医疗队员采取师带徒的方法，手把手地教。为让学员练针，医疗队员常常让学员在自己手臂上练习。

　　上图：第一期援桑医疗队员为当地患者进行针灸。

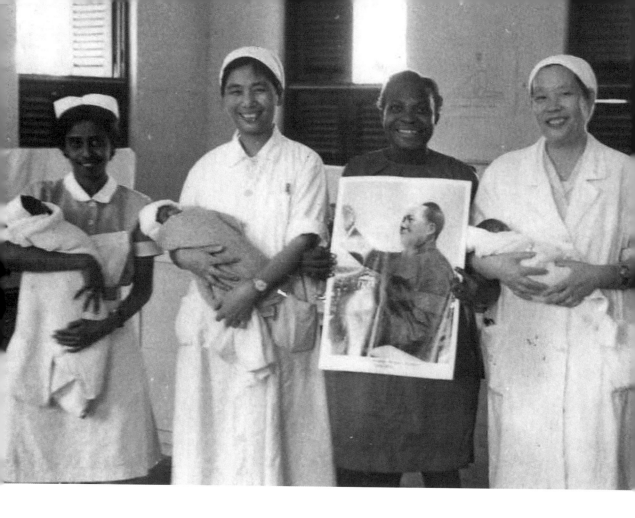

心血相连

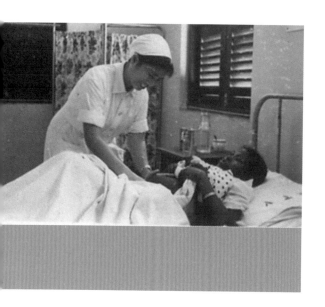

　　1965年，已经是3个孩子母亲的赵秀萍突然接到医院领导的电话：立即准备行李，一周后出发去非洲执行援外医疗任务。当时，院方也不清楚她被派往哪个国家。在那个年代，能被选上参加援外医疗队，既是对本人工作的肯定，也是一份巨大的政治荣誉。在非洲期间，赵秀萍成功抢救了许多桑给巴尔的新生儿，其中一名婴儿的母亲要求给孩子取名"赵秀萍"，以表达对中国医生的感激之情。赵秀萍还两次为桑给巴尔患者献血，共650毫升。1968年6月，《人民日报》发表长篇通讯《非洲人民最好的朋友》，重点报道了赵秀萍的优秀事迹。（赵秀萍供图）

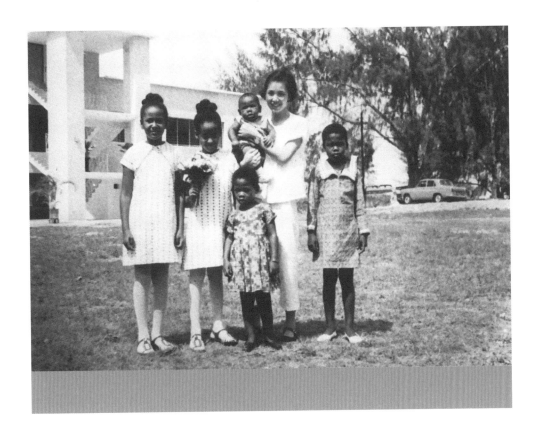

像过节一样迎接中国医生

在国外，援外医疗队员最大的感触是：尽管许多受援国的医疗条件非常落后，但是患者对中国医生十分尊重并高度信任，医务人员的工作氛围很轻松，医患关系非常和谐。

上图：1970年的一天，第二期援桑医疗队应当地患者邀请去其家里做客。当天，主人给所有孩子换上盛装，手持鲜花，像过节一样迎接中国医生。（章淑莉供图）

下图（两幅）：医疗队员与桑首任总统卡鲁姆家人合影。（佘忠梓供图）

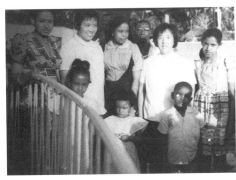
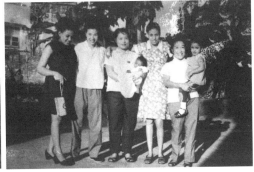

我要看《中国画报》

　　1967年，为缓解住院的桑给巴尔儿童的紧张情绪，第二期援桑医疗队员拿出刚刚收到的寄自北京的《中国画报》，与孩子一起阅读。小家伙看到画报中的一张张图片，顿时来了劲头，睁大了好奇的眼睛，向医生问这问那，爱不释手。（陆启珍供图）

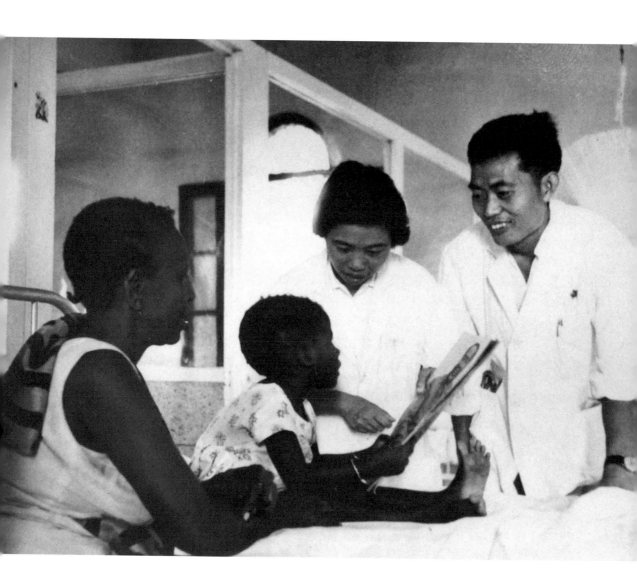

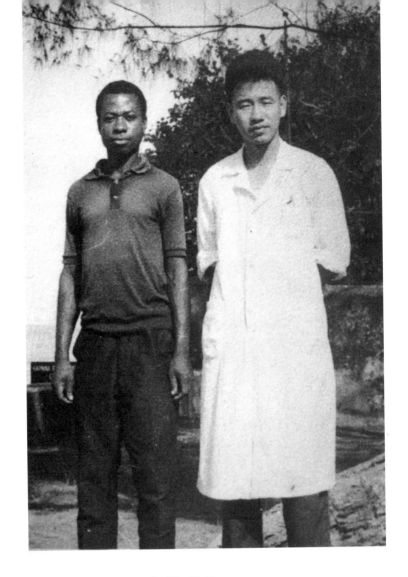

"要把这张相片供着"

　　图中的桑给巴尔小伙子是当时桑岛最好的汽车修理工。因长期患聋哑症，他什么都听不见，话也讲不清楚。1972年，经当地人介绍，小伙子找到第三期援桑医疗队针灸医生，想试试运气。经过3个多月治疗，小伙子能较为流利地讲话，也能听清声音了。一次，医疗队的汽车停靠在修理厂，没有熄火，小伙子正好路过，听到汽车引擎有异常声音。经小伙子检查和维护后，车子的引擎声正常了。队员们看到小伙子能听到这样微小的声音变化，感到治疗是非常有效的，都为小伙子高兴。1973年2月，当医疗队要离开桑岛回国时，为表达感谢之意，小伙子执意要和中国医生合影。他说，回家后要把这张相片供着。（柳鹏楠供图）

我们的医院：列宁医院

桑给巴尔位于非洲东部，由20多个岛屿组成，其中温古贾岛（俗称桑岛）和奔巴岛为最大的两个岛屿。桑给巴尔总人口约130万，99%的居民信奉伊斯兰教。列宁医院为上世纪60—80年代桑给巴尔最大的公立医院，拥有床位200多张。1964年8月，当江苏第一期援桑医疗队抵达桑给巴尔时，当地政府原本希望医疗队在奔巴工作。考虑到奔巴不具备基本的医疗条件，经医疗队与桑给巴尔卫生部友好协商，最终确定列宁医院为医疗队工作所在医院。

列宁医院大楼，1966年。（王秀红供图）

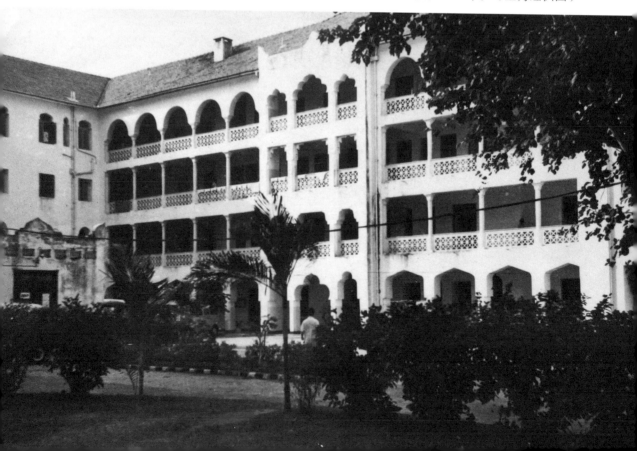

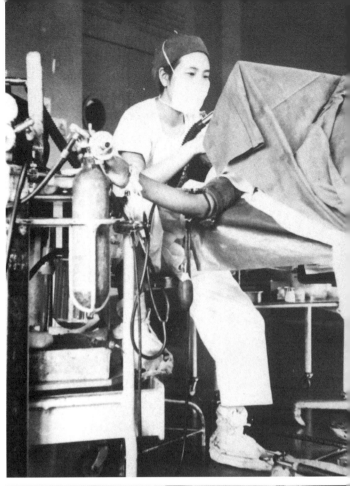

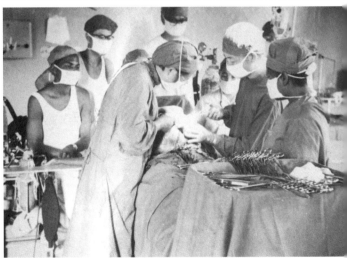

列宁医院手术室，1969—1972年。（佘忠梓供图）

奔巴阿卜杜拉·姆齐医院

　　奔巴岛面积984平方公里，盛产丁香（产量占世界总量的45%）。奔巴有三个镇：姆卡尼为医疗中心，也是医疗队所在地；恰克恰克为经济中心；维特为行政中心。因为远离桑岛，奔巴相对更加贫穷和落后。

　　1969年4月，中国政府无偿提供80万元人民币，在奔巴岛开工建设阿卜杜拉·姆齐医院。1970年7月15日，医院正式投入使用，拥有床位60张。1970年6月17日，江苏第三期援桑医疗队一行12人抵达奔巴，当地百姓载歌载舞，夹道欢迎远道而来的中国医生。援外医疗队从此开启了在奔巴的援外医疗工作。

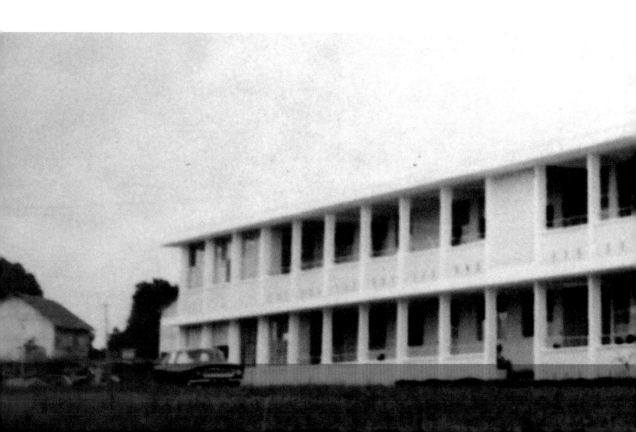

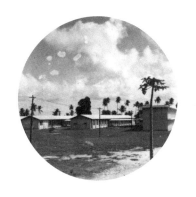

阿卜杜拉·姆齐医院远景，1970—1973年。（林玉霞供图）

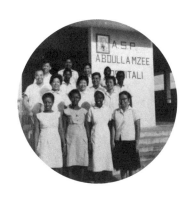

第四期援桑医疗队奔巴队员与当地医护人员在阿卜杜拉·姆齐医院大门前合影。（茹佩英供图）

阿卜杜拉·姆齐医院门诊楼，1970—1973年。（林玉霞供图）

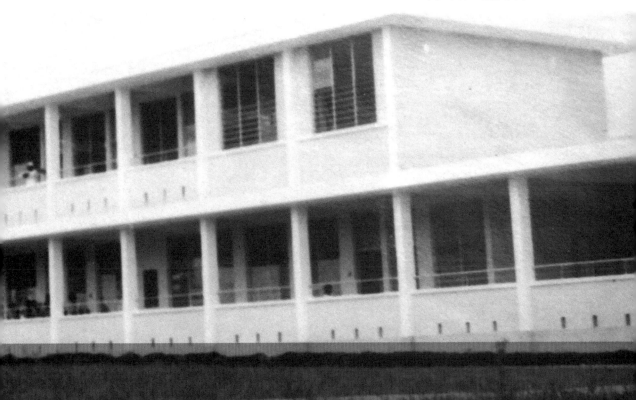

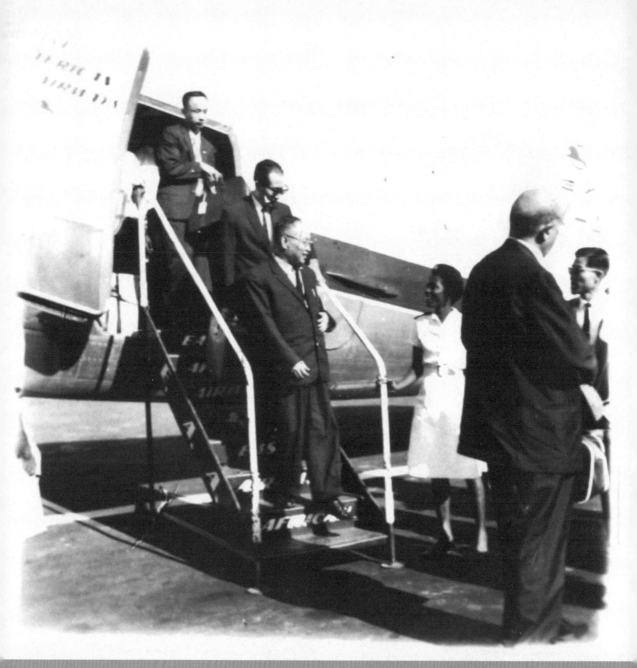

来自祖国的亲人

　　远在异国他乡，队员们最思念的是国内的家人，最盼望的是祖国的亲人。到访的代表团、工作组，在医疗队员们看来就是来自祖国的亲人。

　　上图：1964—1965年，卫生部和国内代表团赴桑给巴尔看望慰问第一期援桑医疗队员。（戴传孝供图）

中国驻桑给巴尔总领馆

　　中国驻受援国使领馆既是医疗队在外的主管部门，也是医疗队员常去的地方。使领馆在对外交往、工作、学习和生活等方面给予医疗队很多指导和帮助。

中国驻桑给巴尔总领馆，1977—1979年。（黄达明供图）

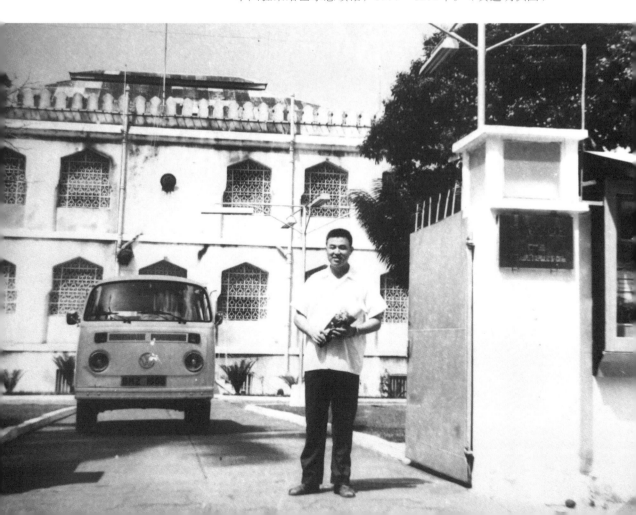

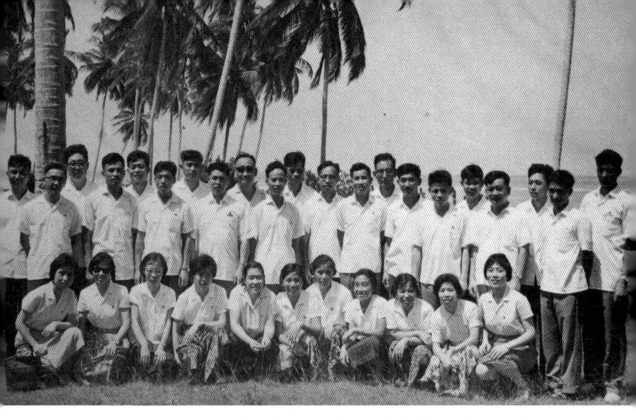

1966年12月，第一期、第二期援桑医疗队交接班后合影。（戴传孝供图）

交叉换队

　　新老医疗队交接班制度是保障医疗队工作延续和发展的一项重要制度，交接内容主要包括医疗队的吃住行、医疗工作、固定资产、物资、对外关系等方面。1964年8月至1981年7月间，医疗队换队通常采取新老队交叉的形式，即部分老队员留下带新队部分队员一段时间，待新队员熟悉情况后，老队员回国。1981年7月至今，主要采取新老队整体交接的形式。

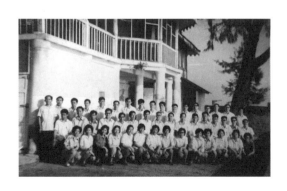

1981年6月，第七期、第八期、第九期援桑医疗队在桑岛驻地交叉换队后合影。（王明才供图）

来自中国的"白求恩"

　　1965年5月26日，第一期援桑医疗队针灸医生张宗震因突发脑溢血，病逝于桑给巴尔。桑给巴尔首任总统卡鲁姆及桑给巴尔各界500多人参加葬礼。卡鲁姆总统在写给中国政府的唁电中说："张宗震先生远离自己的家乡和亲属来帮助我们，并在为我们服务中不幸去世。他已经以自己的辛勤劳动和广大人民同欢乐而建立了友谊。我们为失去这位广大人民的朋友而感到悲痛。"1965年8月21日，《人民日报》刊发纪念文章：《青山处处埋忠骨——记在桑给巴尔病逝的中国医生张宗震》。（夏启宇供图）

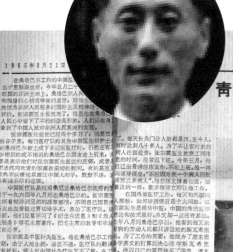

二七五八(二十六). 恢復中華人民共和國在聯合國的合法權利

大會,

回顧聯合國憲章的原則,

考慮到,恢復中華人民共和國的合法權利對於維護聯合國憲章和聯合國組織根據憲章所必須從事的事業都是必不可少的,

承認中華人民共和國政府的代表是中國在聯合國組織的唯一合法代表,中華人民共和國是安全理事會五個常任理事國之一,

決定:恢復中華人民共和國的一切權利,承認她的政府的代表為中國在聯合國組織的唯一合法代表並立卽把蔣介石的代表從它在聯合國組織及其所屬一切機構中所非法佔據的席位上驅逐出去。

一九七一年十月二十五日,
第一九七六次全體會議。

民间大使

中国医疗队在共和国的外交历史上,一直发挥着十分重要的作用,被誉为"民间大使"。

1971年10月25日,联合国第26届联大第1976次会议以76票赞成、35票反对、17票弃权、3票缺席,通过由阿尔巴尼亚、阿尔及利亚等23个提案国提出的提案,形成2758号决议,恢复中华人民共和国在联合国的合法席位。在23个提案国中,有11个来自非洲,占提案国的近一半。在大会辩论阶段,非洲国家批评和谴责了美国错误的对华政策,指出"没有中华人民共和国的参加,联合国就丧失了普遍性,现在是联合国改正这一历史性错误的时刻"。在表决阶段,正是得益于坦桑尼亚代表萨利姆对联合国议事程序的熟练把握,美国提案最终被击败。在投赞成票的76个国家中,非洲国家有26个,占总数的三分之一。投票结果出来后,全场爆发出热烈的掌声和欢呼声。坦桑尼亚代表萨利姆身着中山装带头跳起欢快的舞蹈,庆祝中国重返联合国。

1988年9月30日，坦桑尼亚第一副总理兼国防部长萨利姆（前排右五）在访问奔巴期间视察阿卜杜拉·姆齐医院，并与队员合影。（汪退义供图）

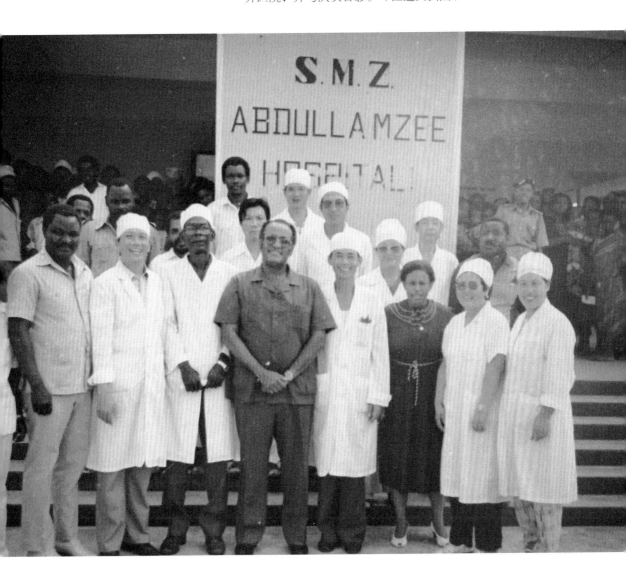

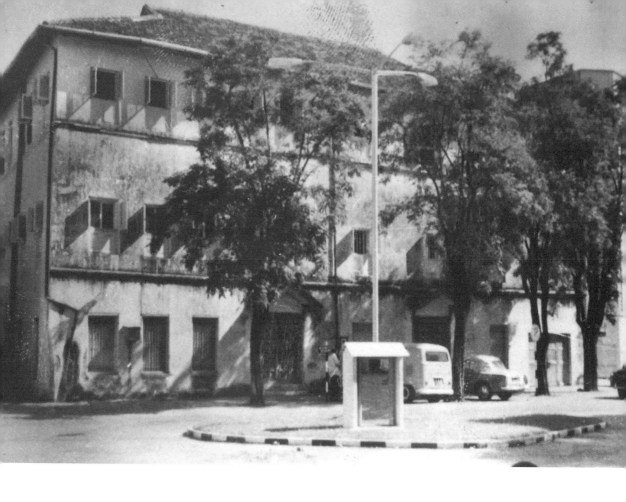

我们的家：
最早的医疗队驻地

　　在队员心目中，医疗队驻地就是自己的家，许多回味隽永的故事就发生在这里。酸甜苦辣也好，喜怒哀乐也罢，在队员内心无法抹去。岁月流逝，驻地又成了队员们共同牵挂和向往的地方。

　　这栋临街3层英式住宅原是一家英国人经营的宾馆，后由桑给巴尔政府提供给中国医疗队作为驻地。1964—1969年，第一期、第二期援桑医疗队全体队员居住于此。无声的建筑，静静的街道，门口停放的汽车……熟悉的场景里，似乎还回荡着老队员的欢声笑语，它们铭记着创业者的艰辛，像是在随时等待着他们的归来。（杨景文供图）

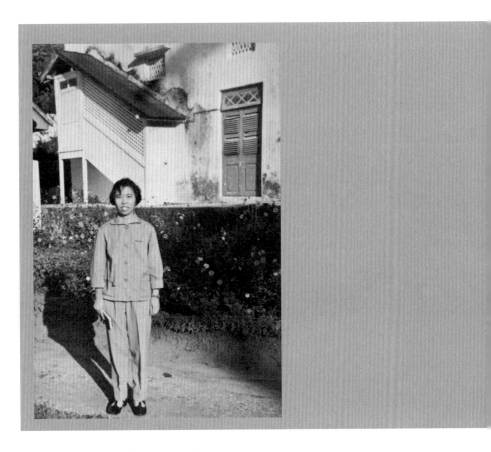

最早的"彩色"照片

　　这是第二期援桑医疗队员在驻地的一张留影，也是江苏援外医疗队现存最早的一张彩色照片，今天我们已经不知道这是用的彩色胶卷，还是后期制作。上世纪60—70年代，习惯了黑白影像的队员是多么渴望用色彩彰显美丽、力量和感受，将自己凝固在绚丽的非洲里。（陆启珍供图）

我们搬家了：桑岛海边驻地

上世纪70—80年代，援桑医疗队桑岛队的宿舍就在海边，推开窗户是一望无际的印度洋。每天晚上，队员都在大海富有节奏的浪涛声中入睡。回国后，有队员回忆说："如今生活在喧闹的城市里，经常会回忆起当年海边安逸的景象。每天傍晚下班回来，都可以看到落日映红了海水。忙完一天的工作，我们会三五成群地到海边散步，赤脚走在海边松软的细沙上，海水不时轻击脚背，那种感觉十分惬意。"

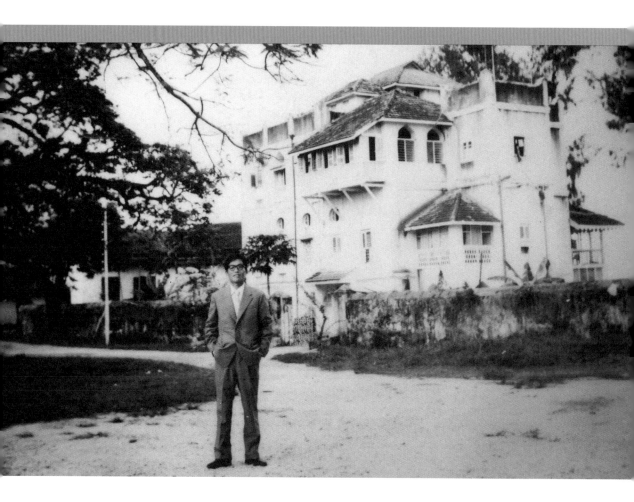

1969年6月以后的医疗队驻地，典型的英式建筑，原为英国总督府，紧邻大海。（刘昕曜供图）

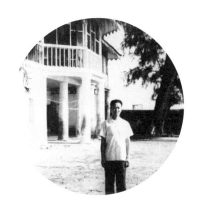

1976年4月，桑岛驻地一角。（陆文民供图）

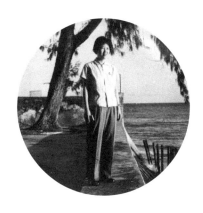

桑岛驻地临海一侧。（林玉霞供图）

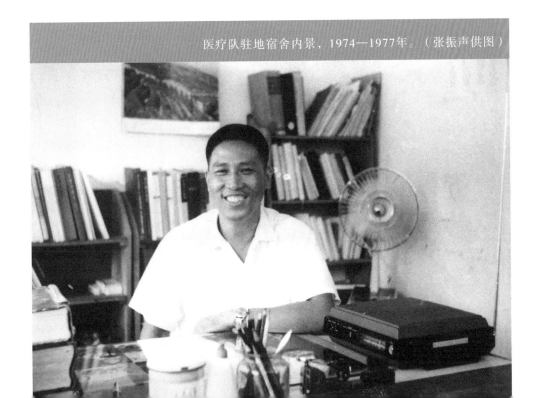

医疗队驻地宿舍内景，1974—1977年。（张振声供图）

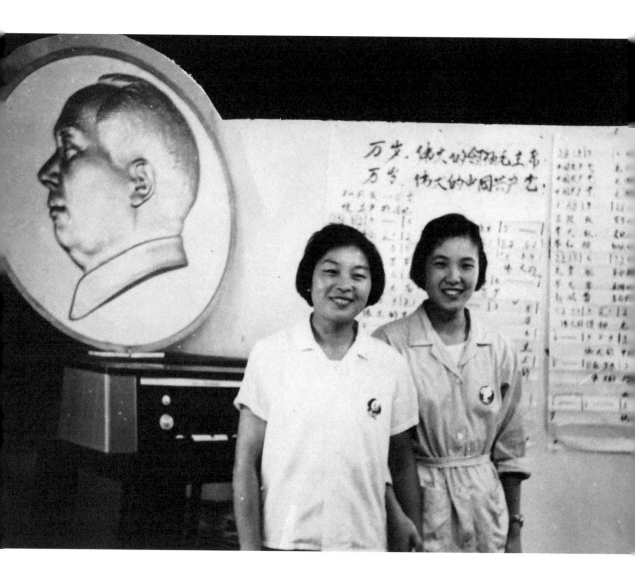

歌唱祖国

　　唱歌，队员们最喜欢的文娱活动之一。队员们以歌声抒发自己的情感，陶冶性情，丰富单调枯燥的业余生活。（佘忠梓供图）

读报知 "旧闻"

上世纪60—90年代，读报一直是援外医疗队员了解国内外大事的主要渠道。报纸、杂志都从北京寄往医疗队，一般路上要花一周左右的时间，因此，队员了解的新闻往往已成"旧闻"。（黄声达供图）

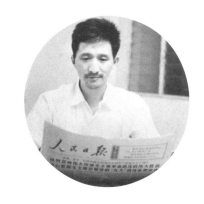

自己动手，丰衣足食

自援桑医疗队派出以来，种菜成了医疗队重要"工作"之一。队员分工合作，互帮互学，有时还开展劳动竞赛，想方设法改善自己的"菜篮子"。种菜不仅解决医疗队蔬菜供应问题，同时也密切了队员之间的关系，丰富了队员的业余生活。图为上世纪60—70年代援桑医疗队驻地的菜地。（佘忠梓供图）

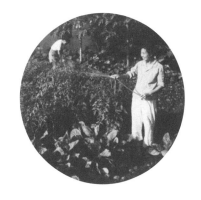

慈母手中线

上世纪60—70年代，许多能干的女队员闲暇时或为家人和队友做衣服，或织毛衣。图为第二期援桑医疗队员用英国产毛线为儿子织毛衣。（陆启珍提供）

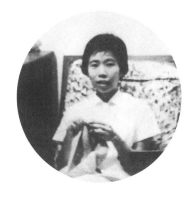

我的"家当"

上世纪60—70年代，援桑医疗队员宿舍陈设虽然简单，但不失整洁。毛主席像、茶缸、闹钟、收音机和木制桌椅、铁制的床等一应俱全。许多队员在桑给巴尔通过总领馆或其他渠道，购置了三样当时国内很难买到的东西：一台松下半导体收音机、一只欧米茄手表（或劳力士等）和一部相机。此后它们成了队员们永久珍藏的纪念物。（佘忠梓供图）

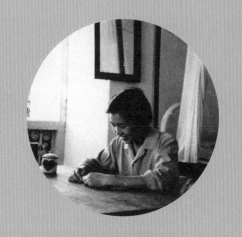

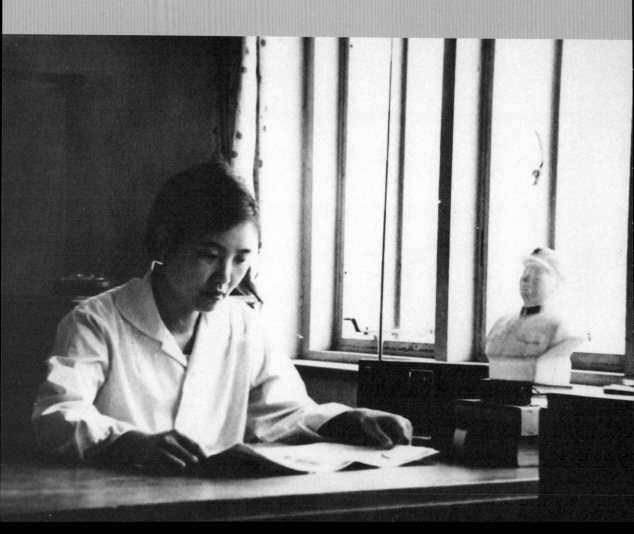

倾听祖国的声音

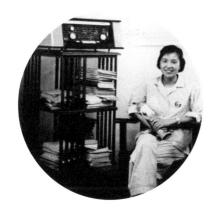

上世纪60—70年代，医疗队驻地客厅里有一台大收音机，每到下午4点，若有空闲，队员们就围着收音机收听中央人民广播电台节目。听到来自祖国的声音，队员们倍感亲切。（佘忠梓供图）

读书

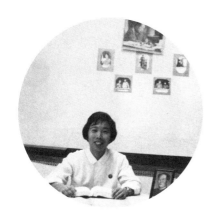

宿舍也是队员们学习的地方。图为1966—1969年，第二期援桑医疗队员在自己的宿舍。（陆启珍供图）

姐妹情

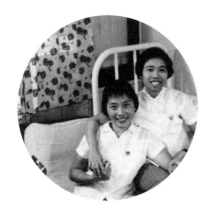

朝夕相处，淬炼了队员们之间纯真的友情。图为1967年12月9日援桑医疗队员在宿舍的合影。她们的笑意中透出浓浓的姐妹情。（陆启珍供图）

援外医疗队的供给制

　　1964—1985年，援外医疗队实行的是供给制，即援外医疗队员的伙食由中国政府提供，食物品种丰富，供应量十分充足。供给制充分保障了队员的饮食供应，在维护队员身体健康方面发挥了积极的作用。（张振声、茹佩英供图）

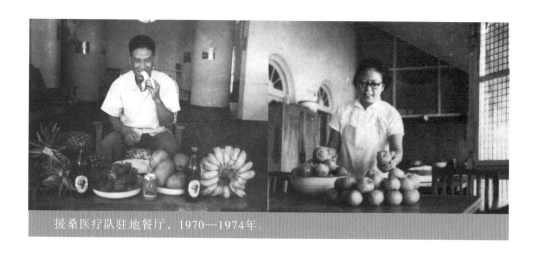

援桑医疗队驻地餐厅，1970—1974年。

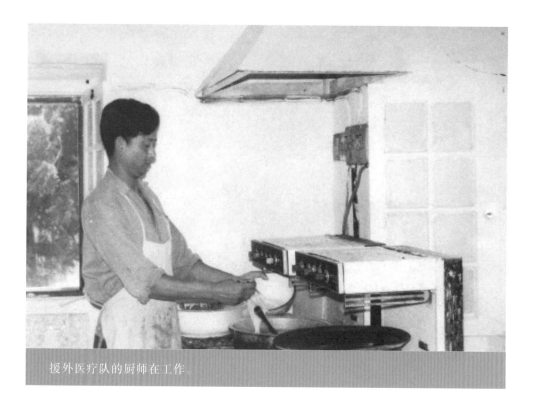

援外医疗队的厨师在工作。

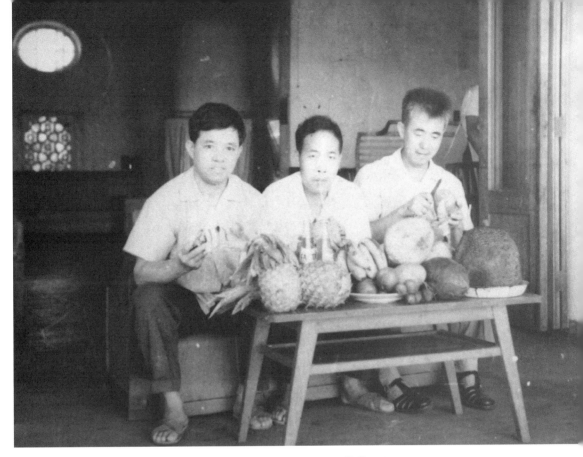

1977—1980年，援桑医疗队员在桑岛驻地餐厅。（阎仁俊供图）

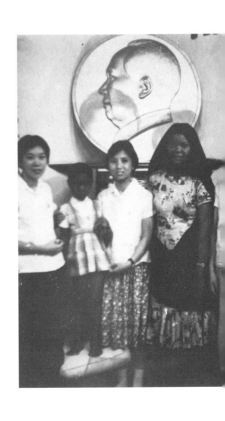

1968年6月的一天晚上，在为当地一名患者进行诊治后，第二期援桑医疗队员与患者及其家人在驻地大客厅合影留念。（王秀红供图）

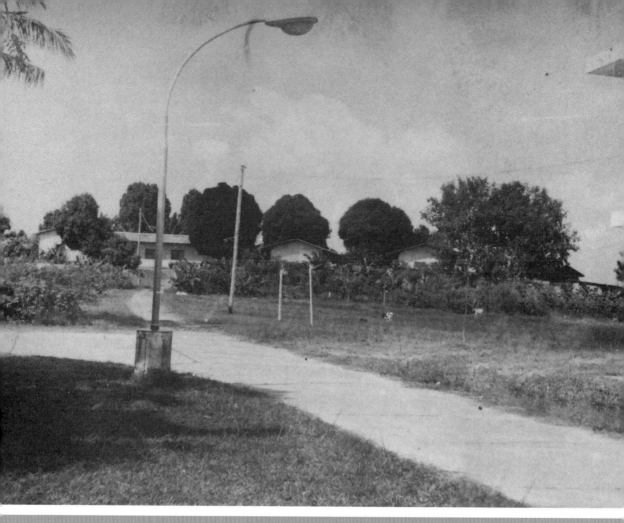

奔巴驻地

　　1970年6月18日，第三期援桑医疗队正式进驻奔巴医院，成为首支在奔巴开展援外医疗工作的中国医疗队。队员们入住的是用石棉瓦修建的宿舍，那也是建设奔巴阿卜杜拉·姆齐医院时建筑工人住的工棚。队员入住后，经常在房间遭遇蛇、蜘蛛、蚂蚁和一些不知名的昆虫和小动物的袭扰。"尽管条件艰苦，但我们不觉得，因为我们脑子里只有工作。"第三期援桑医疗队员林玉霞如是说。

　　上图：从阿卜杜拉·姆齐医院远眺奔巴驻地。（林玉霞供图）

　　奔巴驻地与队员们工作的医院距离只有五六十米。由于距离很近，医疗队就像住在医院里。队员们常常在夜里被叫到医院处理急诊。夜里的手术往往持续到凌晨，队员顾不上休息又要接着上第二天的手术或上门诊、查房。累是自然的，也有顶不住的时候，但队员们常说："我们不做，没人能做。非洲需要我们。"

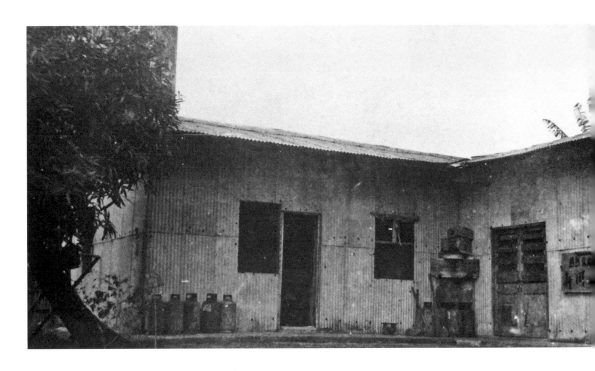

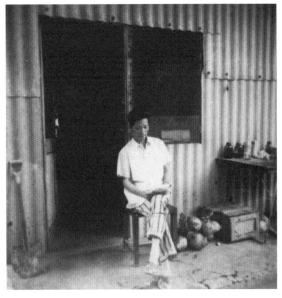

奔巴驻地，1970—1984年。

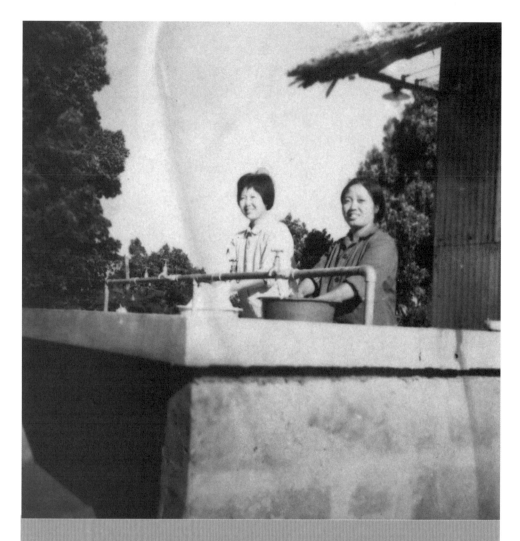

1970—1973年，奔巴驻地露天洗漱池。艰苦的生活条件难挡队员灿烂的笑容。（林玉霞供图）

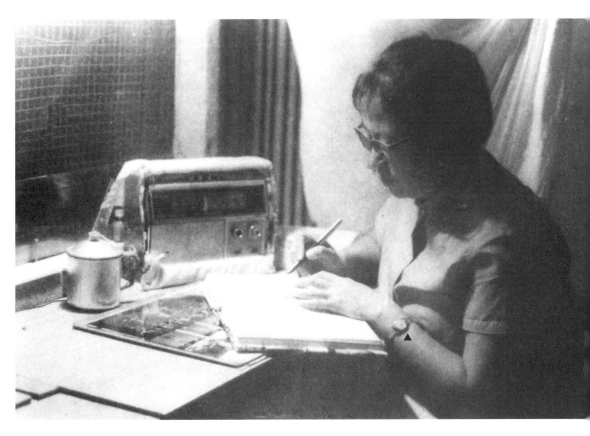

1971—1974年，奔巴驻地队员宿舍。听收音机、喝茶、读书，是队员每天的必修课。（茹佩英供图）

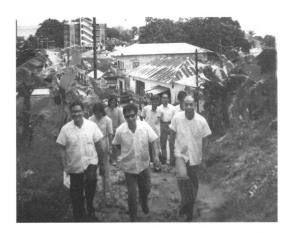

1970—1972年，奔巴驻地附近的小道是医疗队员下山散步、购物常走的一条路，留下队员无数的足迹。（杨显祖供图）

预防传染病

　　疟疾、霍乱是威胁桑给巴尔人民健康的主要传染病。艾滋病也一度呈高发态势。医疗队员不仅要面对繁重的医疗工作，还要面对传染病——尤其是艾滋病带来的身心挑战。

　　下图：1964年，第一期援桑医疗队员在桑给巴尔接种霍乱疫苗后，桑方发放的接种证书。（戴传孝供图）

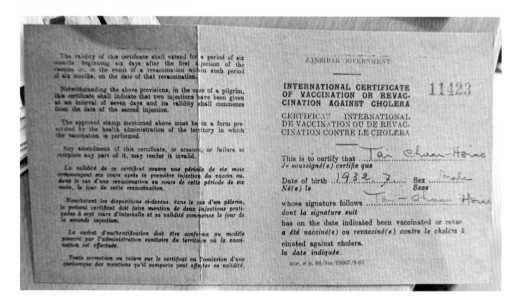

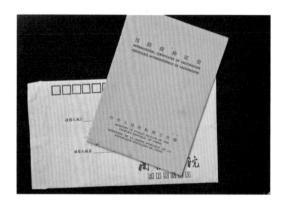

1970年12月，第三期援桑医疗队第二批队员持有的国内检验检疫部门发放的预防接种证明。

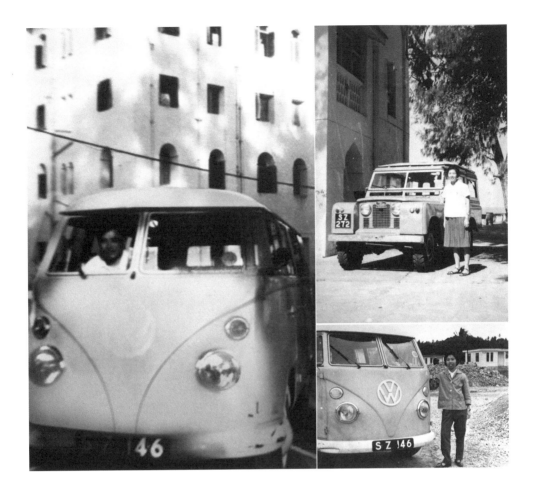

医疗队的汽车

汽车，医疗队出行的主要交通工具。上世纪60—90年代，轿车在国内还是可望而不可即的"奢侈品"，对普通人来说，坐的机会都很少，更别说买了。在医疗队，可能天天都能坐车，机会好的话还能学车和开车，自然引起队员的兴趣。

上图（三幅）：1965—1971年，医疗队用的大众面包车和苏制嘎斯车。（孔祥琏、陆启珍供图）

桑岛街景

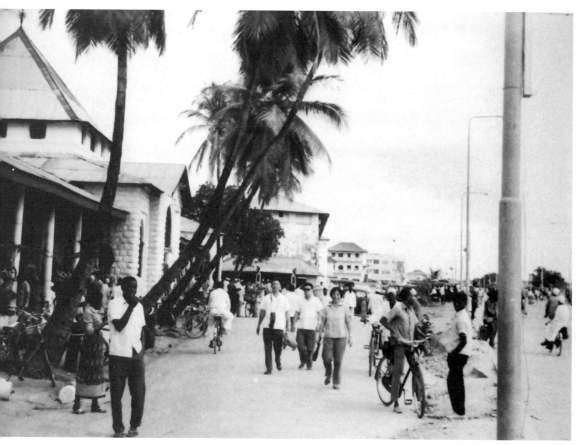

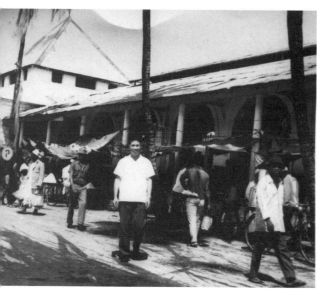

1974—1977年，桑给巴尔的集市，队员常去购买食品及其他生活用品的地方。小贩们对中国医生总是特别热情、友好，当然，讨价还价也必不可少。（唐东亮、张振声供图）

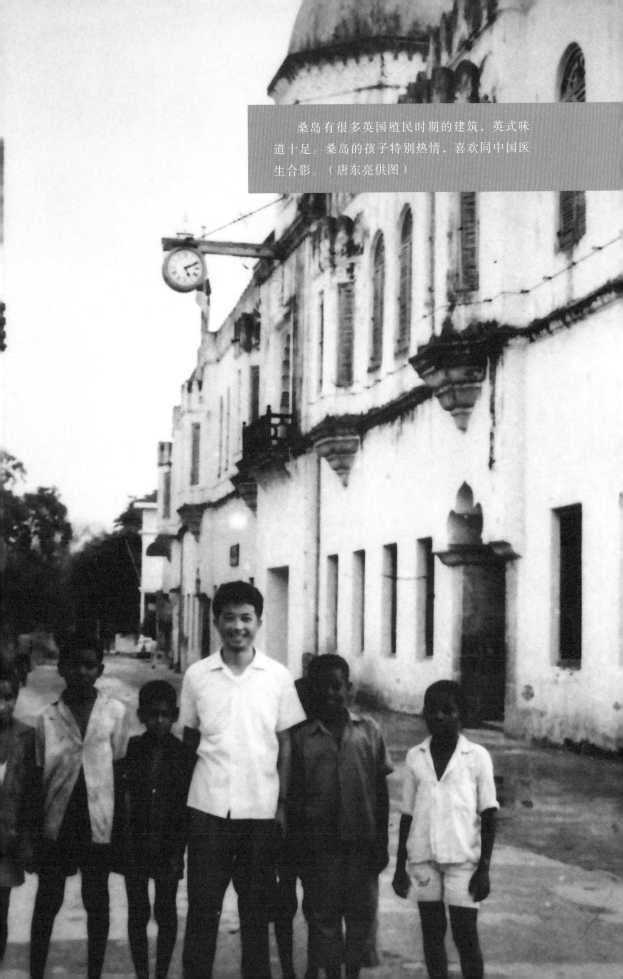

桑岛有很多英国殖民时期的建筑，英式味道十足。桑岛的孩子特别热情，喜欢同中国医生合影。（唐东亮供图）

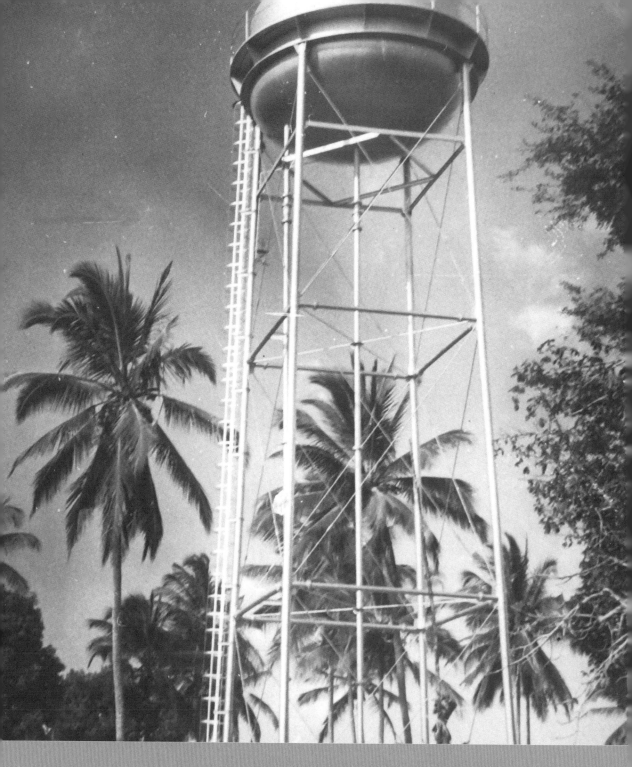

桑给巴尔的水塔

　　桑给巴尔的水塔由中国政府在上世纪60—70年代修建，是当时桑最高建筑之一，也是桑现代地标性建筑。队员们常常以此为背景合影留念。

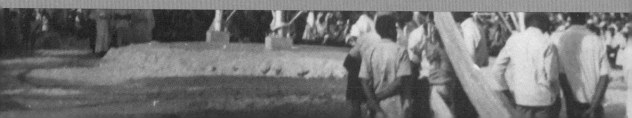

可口的椰子汁

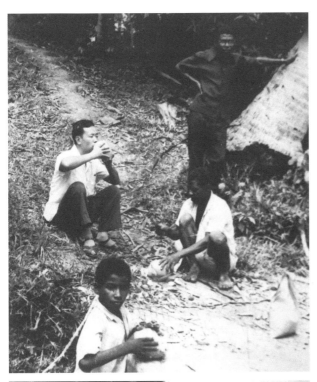

奔巴盛产椰子，道路两边、海岸旁都是高大挺拔的椰子树。医疗队员走在路上或下乡巡诊，当地人都会热情地跟队员打招呼，有时孩子们会爬到椰子树上为队员采摘椰子。第五期援桑医疗队奔巴队员从恰克恰克镇回姆卡尼镇路上，当地人为队员准备了可口的椰子汁。左图右侧站立者为阿卜杜拉·姆齐医院院长。（陆文民供图）

大龙虾和小狗

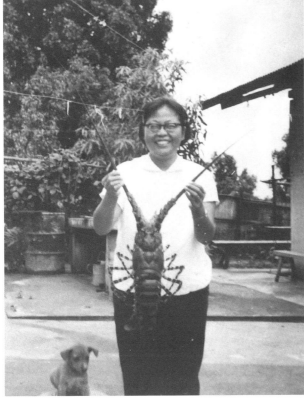

奔巴的龙虾让人诱惑难当，几乎每期队员都有与龙虾的合影，只不过这次还多了一个"角儿"：奔巴医疗队养的小狗。（茹佩英供图）

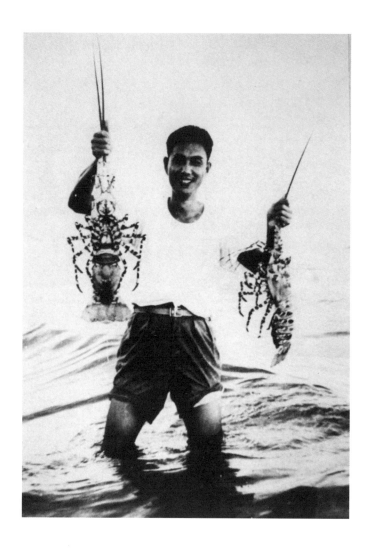

"抓" 龙虾

1976年9月19日中午，第五期援桑医疗队员下班回到宿舍，厨师告诉大家，上午在市场看到大龙虾，就买了两只回来，让大家都去见识一下。队员们看到半米多长、碗口粗的龙虾，特别兴奋。几个男医生拎着龙虾说：走，去海边拍照片！有的男医生特别兴奋，还卷起裤腿跑到海水较深的地方，然后把龙虾从海水里拎出来。照片拍出来就像是刚从海里把龙虾抓上来一样。

由于龙虾被队员拎去拍照了，那天中午厨师没来得及用龙虾做菜。到做晚饭的时候，厨师把龙虾肉剁成肉泥，然后又用蛋清一起搅拌，做了道龙虾芙蓉蛋。那天晚上，大家都特别开心，喝了专门从国内带过去的啤酒。那时候医疗队的生活比较单调，除了工作就是宿舍，娱乐活动很少，两只大龙虾给队员们平淡的生活增添了不少乐趣。（胡安琴供图）

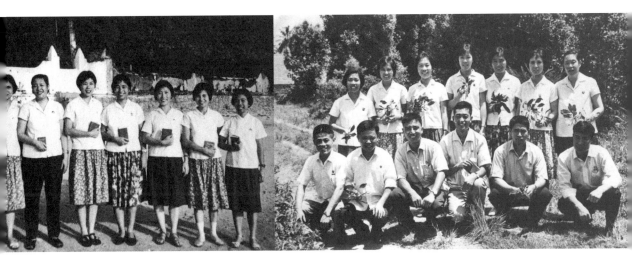

做一回"艺术家"

　　右上图：1968年，第二期援桑医疗队员一次外出游玩时，手持丁香花合影照。在那个"红宝书"不离手的年代，手持鲜花显得有些另类和大胆。不必问是哪位队员的提议，也不论拍照后大家心情如何，有一点是肯定的：这一瞬间，大家"惊艳"了一把。或许是丁香花的美丽唤起队员们对美的向往。苏联大文豪高尔基说："照天性来说，人都是艺术家，他无论在什么地方，总是希望把美带到他的生活中去。"（陆启珍供图）

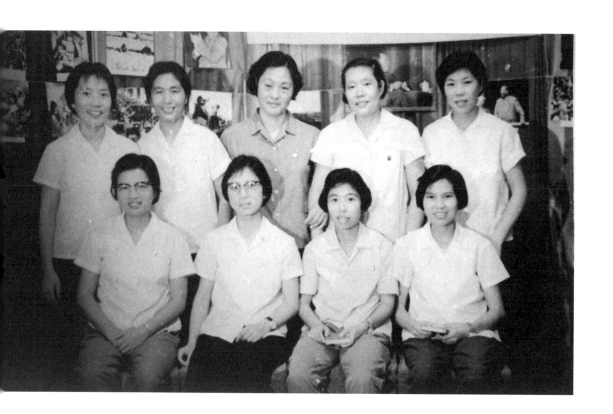

援外医疗中的"半边天"

"妇女能顶半边天"。在援外医疗队，女队员不仅在工作上不输给男同志，更在医疗队的"家务活"上发挥着作用。洗衣做饭、缝缝补补、居室卫生等，样样堪称医疗队的"贤内助"。

上图：1967年3月8日，第二期援桑医疗队女队员在总领馆与领事夫人、新华社记者合影。朴素的衣着，整齐的发式，灿烂的笑容，大家一定过了个难忘的妇女节。（杨景文供图）

旗袍的故事

　　这是一张上世纪60—70年代江苏援外医疗队非常罕见的照片。主人公是第一期援桑医疗队员，时间大概为1964年。说它罕见是因为在那个年代，中山装、解放装已经成为时代潮流，旗袍被视为"封资修"的产物。60年代，在桑给巴尔，每逢涉及中国的重要活动，中国驻桑总领馆总是邀请援外医疗队员尤其是女队员参加。按当时总领馆的要求，女士一定要烫发、涂口红、挎小包、着旗袍参加外事活动。这对早已习惯了解放装的女队员来说，十分别扭。每次活动前，女队员们总是躲进房间，很不情愿地按要求装扮一番。一直等到来接的汽车停在楼下，女队员们才环顾四周，看看没有其他男队员在，就从房间一溜烟钻进汽车，好像是做了什么难为情的事。老队员每每谈起这段经历时，常常忍俊不禁，但眼神中却透出一种满足。也许她们在庆幸能留下自己年轻时最美的一刻。旗袍，端庄典雅，勾勒的是东方女性的秀美，透出的是气质与文化，虽历经沧桑，但历久弥新，依然光彩照人。（王秀红供图）

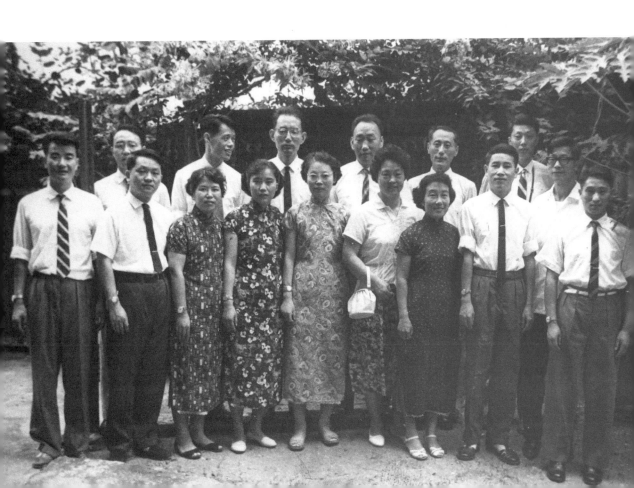

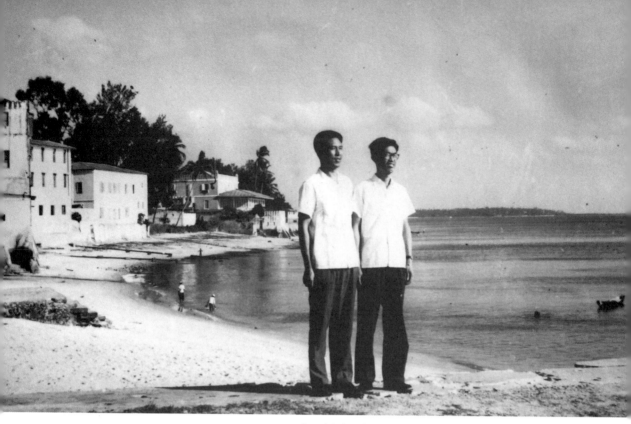

1974—1977年，援桑医疗队员在驻地海边合影。（张振声供图）

畅游印度洋

桑给巴尔炎热、潮湿的海洋性气候，高发的疟疾，较少的食物品种，尤其是蔬菜缺乏，对队员们来说都是挑战。良好的体魄成为保障队员健康极为重要的一环，强身健体自然是队员日常生活中不可或缺的内容。援桑医疗队驻地紧邻印度洋，游泳是最常见的锻炼方式。

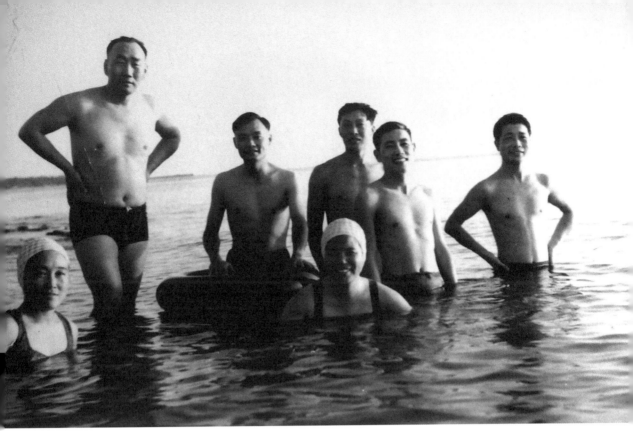

第一期援桑医疗队员在印度洋中游泳时拍照留念。（戴传孝供图）

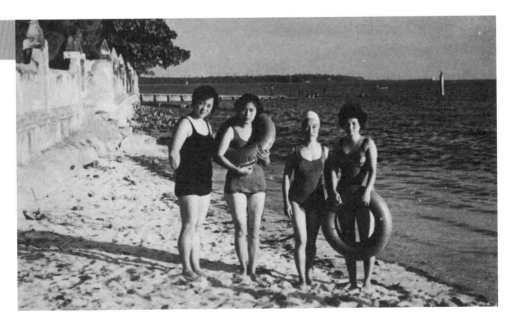

1964年9月，第一期援桑医疗队女队员游泳时拍照留念。（王秀红供图）

桑岛的孩子们

　　桑岛的孩子一直是援桑医疗队员们的最爱，也是摄影作品中的"主角"之一。在桑给巴尔，队员们除了感受到这里的自然美景和淳朴民风，也深切感受到这里虽然贫穷和落后，但并不妨碍笑容绽放在孩子们的脸上，这里的孩子过着简单而快乐的生活。

　　左下图：1978年，第六期援桑医疗队员与桑给巴尔孩子们合影。背景为当时桑给巴尔新建的公寓楼。（黄达明供图）

　　右下图：1970年，第二期援桑医疗队员散步时，偶遇一群孩子，俏皮的神态引得队员们拿起相机，捕捉美好瞬间。非洲孩子和中国医生通过相机沟通与交流，友谊就这样烙在双方记忆的深处。（佘忠梓供图）

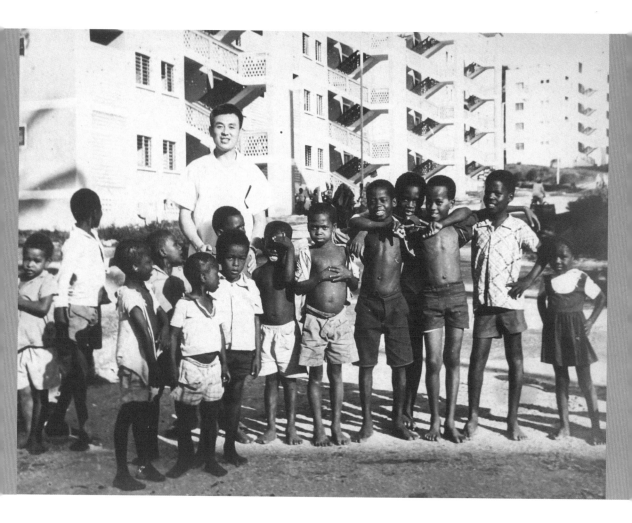

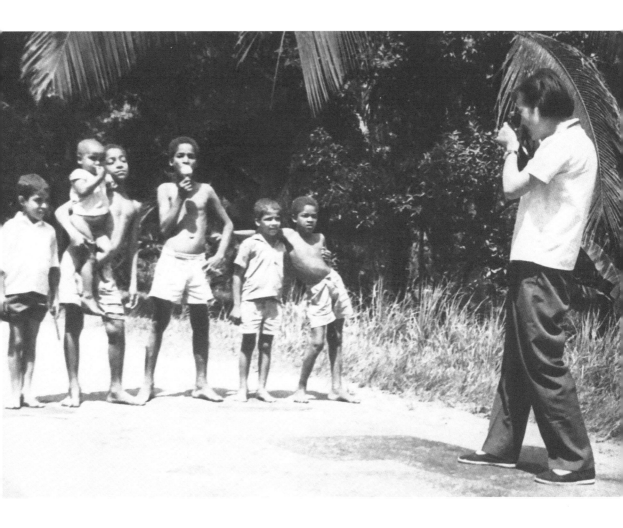

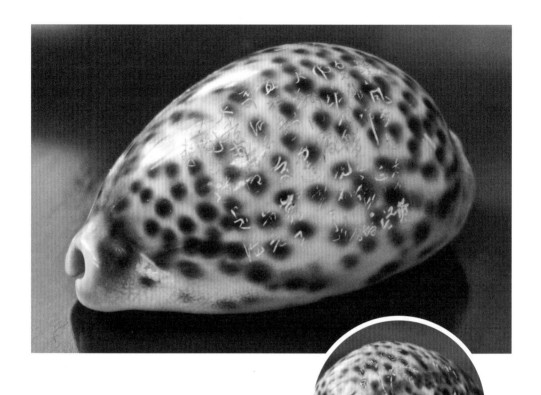

队友情深

　　这是一只从桑给巴尔带回的小海螺。1971年10月—1973年2月，第三期援桑医疗队员黄声达与第四期援桑医疗队员唐东亮因交叉换队，一起在桑给巴尔共事了一段时间。两人在工作上相互支持，生活上相互照顾，结下了深厚的友谊。1974年1月，唐东亮回国后，有感于黄声达的帮助，决定自制一件作品送给黄声达作为礼物，以表谢意。唐东亮选择了从桑岛带回的小海螺，在上面进行自己的创作。他先将海螺用蜡封住，冷却后，再用针头在小海螺的蜡面进行雕刻——一面刻下毛泽东的诗词《七律·人民解放军占领南京》，另一面刻上桑给巴尔的海滩风情。而后，他用盐酸滴在所刻的文字和图案上，慢慢腐蚀海螺，最后形成现在的作品。一笔一画，无不浸透着队员们的深情厚谊。海螺上苍劲有力的诗句抒发了他们的援外豪情，如画的桑给巴尔风景则留下了他们共同的记忆。1975年4月，在第一批来南京学习的桑给巴尔研修生的欢迎会上，唐东亮将刻好的小海螺赠予了黄声达。黄声达珍藏至今。（黄声达供图）

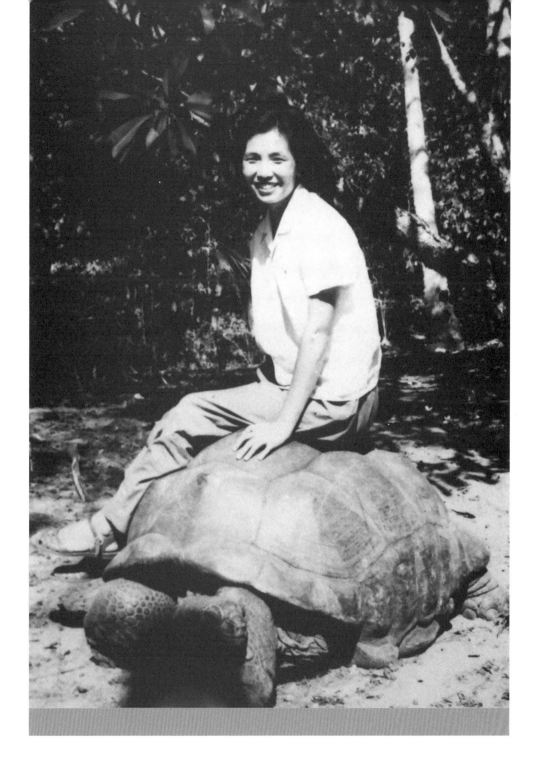

"龟岛"沾福

　　桑给巴尔附近有一个小岛，因岛上生活着很多龟龄达数百年的海龟，队员们习惯称之为"龟岛"。由于乌龟在中国象征长寿，队员们自然想沾沾"福气"。图为1971年，第四期援桑医疗队员在龟岛与海龟合影。

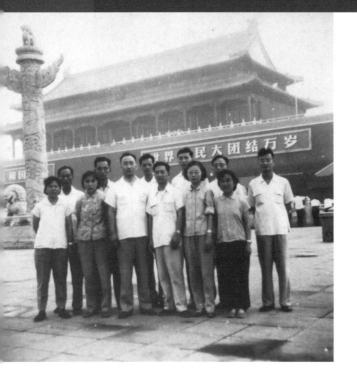

天安门

北京天安门，援外医疗队员心中祖国的象征。每一位援外医疗队员都十分清楚，在国外，自己的一言一行都代表着中国，"中国"对于大家来说，神圣而又崇高。

左图：1964年8月，第一期援桑医疗队员行前在北京天安门前合影。在组织的安排下，第一期援桑医疗队员在北京培训期间，见到了毛主席和周总理，并参观了北京的十大建筑。（夏启宇供图）

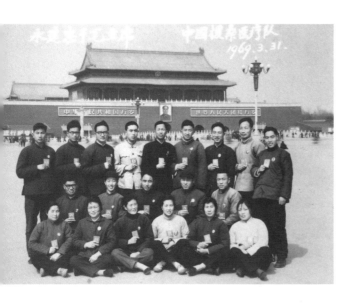

上世纪60—80年代初，队员选拔不仅强调"又红又专"，对个人历史、家庭出身、社会关系等也有一定的要求，按老队员的话说，绝对算得上"百里挑一"。

左图：1969年3月31日，第二期援桑医疗队第二批队员在北京天安门前合影。

送行

　　援外医疗是国家任务。对医务人员而言，成为援外医疗队员是一份荣耀；对派员单位来说，承担援外医疗任务是一份责任。自江苏组建第一支援外医疗队以来，送队和做好队员的后勤保障工作就成了每一个派员单位的"规定动作"，这既是援外医疗任务的政治性体现，也是组织对队员的人文关怀体现。

　　下图（两幅）：1964年，南京医学院附属医院的领导、队员家属、同事为第一期援桑医疗队员送行。（戴传孝供图）

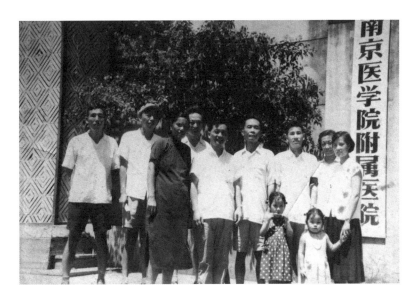

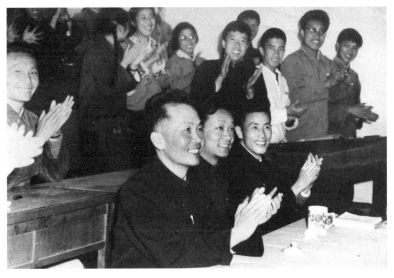

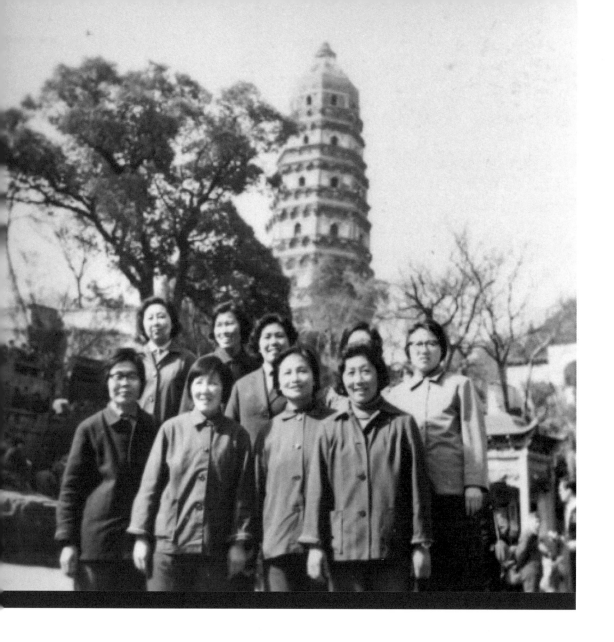

暂别虎丘

　　最浓故乡情，最思故乡人。临行前的离别更添了一份对故乡、对祖国的眷恋。

　　上图：1981年，来自苏州的第九期援桑医疗队9名女队员出发前在苏州合影。（顾松筠供图）

与南京长江大桥合影

　　大桥既是南京的标志，也是中国人自力更生的象征，更是国人的骄傲。援外医疗队员以精湛的医术、无私奉献的精神，在受援国树立了中国"大爱"的丰碑。

　　下图：1971年2月，第二期援桑医疗队部分南京队员完成援外医疗任务回国后，在南京长江大桥合影留念。（张振声供图）

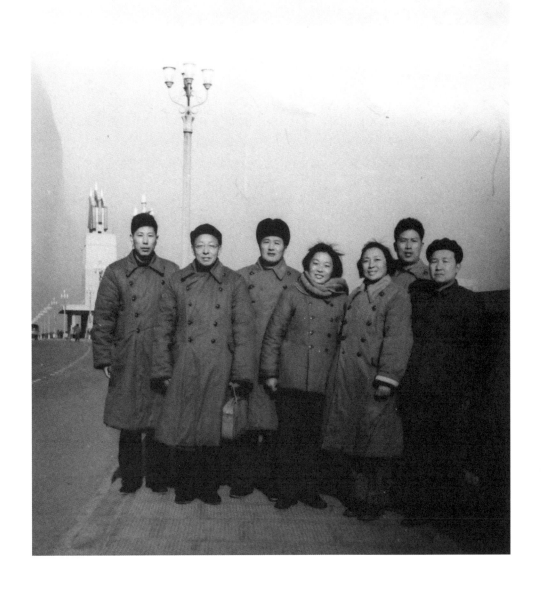

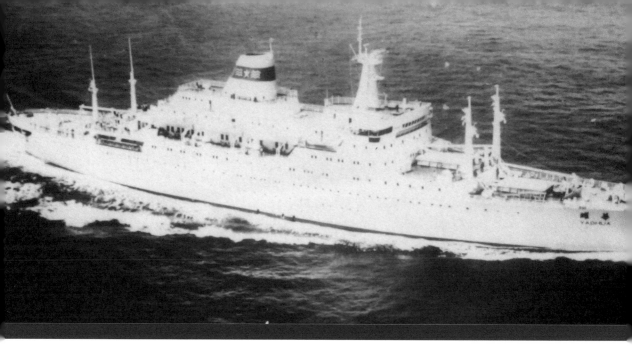

永远的耀华轮

　　1967年9月，中国、坦桑尼亚、赞比亚三国政府签订合作修建坦赞铁路的协议书。1970年10月工程开工，1976年7月全线正式通车。因修建坦赞铁路需要运送国内人员和物资，中国开通了广州到坦桑尼亚客货运班轮。1970—1977年，江苏部分援桑医疗队改乘班轮往返坦桑尼亚。

　　耀华轮，承载的是责任和荣耀、幸福和泪水。1970—1977年期间，多批援桑医疗队员乘坐此轮往返广州和坦桑尼亚。1970年5月第三期援桑医疗队第一批是江苏首支乘坐海轮赴非洲的医疗队。海上航行经南海，穿马六甲海峡，过印度洋，抵达坦桑尼亚达累斯萨拉姆，历时16天。海上风大浪急，几乎所有的队员都晕船，吃不下东西。为保重身体，队里将"吃下饭"作为一项硬性规定，要求每一位队员做到。路途的艰辛可想而知。

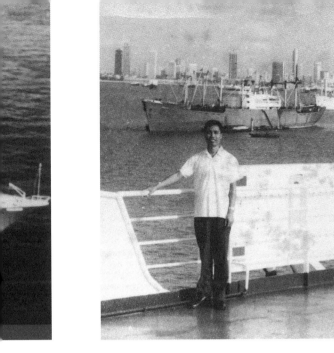
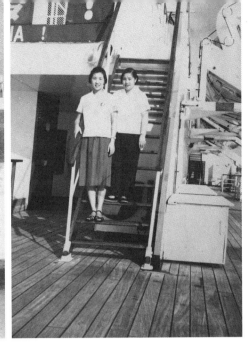

左图：队员在耀华轮驶过马六甲海峡时留影。（叶炳飞供图）

右图：1972年1月，第二期援桑医疗队第三批队员乘班轮回国，历时18天，穿过印度洋、马六甲海峡和南海，抵达广州。（余忠梓供图）

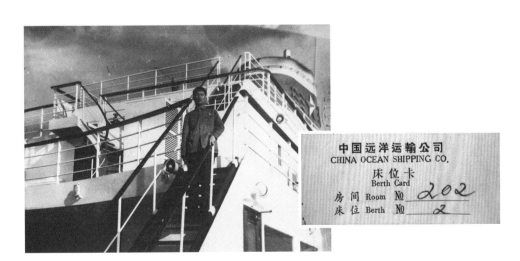

左图：1974年12月，第五期援桑医疗队员乘耀华轮赴坦桑尼亚。（张振声供图）

右图：1970年12月，第三期援桑医疗队第二批人员乘耀华轮从广州赴坦桑尼亚时用的床位卡。（黄声达供图）

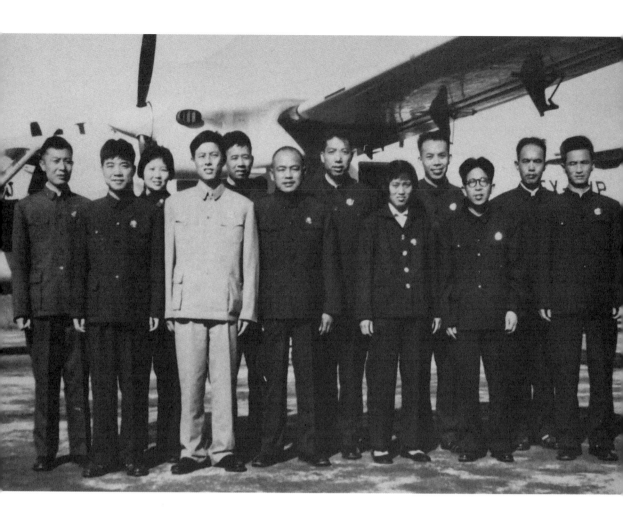

抖擞精神下飞机

　　1970年6月8日，第三期援桑医疗队第一批队员抵达桑给巴尔机场。虽然桑给巴尔烈日当空，酷热难当，但大家依然着装严整，精神抖擞地出现在机场。（林玉霞供图）

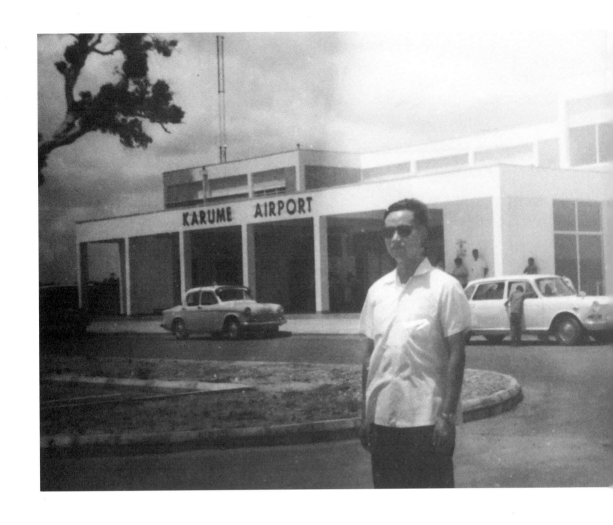

卡鲁姆机场

　　1975年2月，卡鲁姆机场。飞机是援桑医疗队往返桑岛和奔巴的方式之一，通常是小飞机，一般可乘坐10—20人，飞行约40分钟。

桑给巴尔，我来了！

1974年12月31日，第五期援桑医疗队员乘耀华轮抵达坦桑尼亚。（陆文民供图）

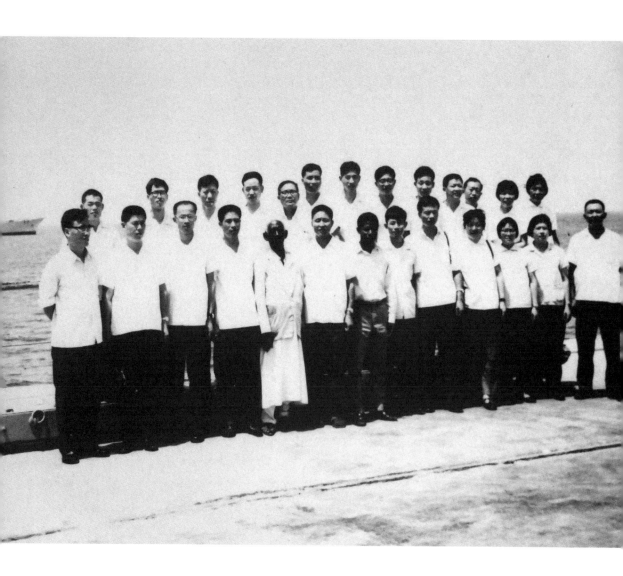

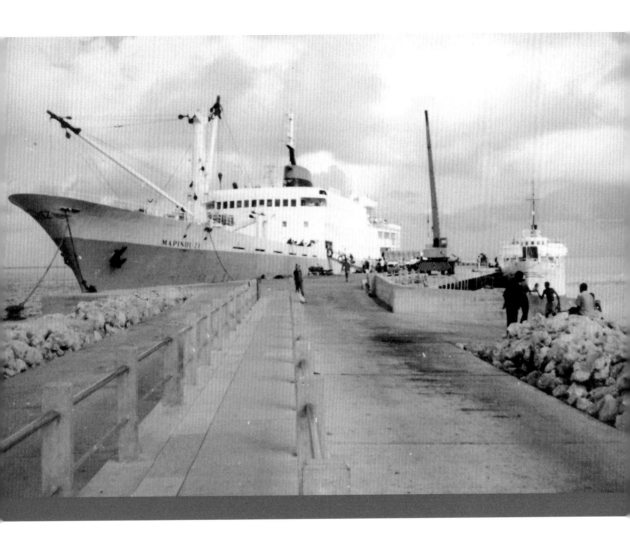

宁静的奔巴码头

　　援桑医疗队员往返桑岛与奔巴的主要交通工具是飞机和轮船。出于经济考虑，医疗队更多地选择轮船。班轮又分快船和慢船，快船一般要两小时，慢船要一个晚上。队员除了要经历海上晕船所带来的痛苦外，还要忍受船舱中各种"奇异味道"带来的不适。

　　上图：1992年8月29日，奔巴码头，蓝白相间的"革命号"班轮。空旷的码头，熟悉的轮船，留下队员太多的足迹。每当夕阳西下时，奔巴的队员们喜欢三五成群散步到码头，看看夕阳、聊聊天、发发呆，享受内心的一份宁静。

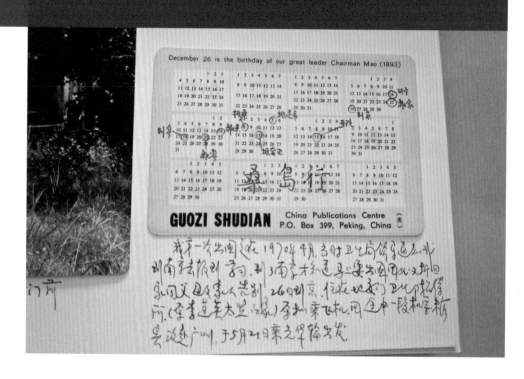

日历春秋

　　这张1970年的英文年历卡上记录着第三期援桑医疗队第一批队员出行的重要时点：1970年5月21日乘光华轮离广州，6月5日抵达达累斯萨拉姆，6月8日乘飞机抵达桑给巴尔，6月17日抵达奔巴，7月15日奔巴阿卜杜拉·姆齐医院投入使用……小小年历片将一个个瞬间在此凝固，成为永恒的记忆。（杨显祖供图）

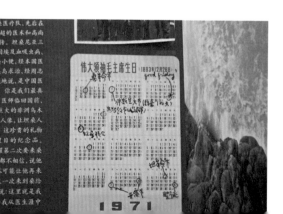

　　为方便工作，队员在1971年年历卡上记录了桑给巴尔的重要节日。（杨显祖供图）

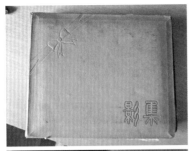

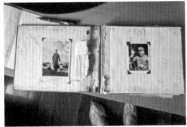

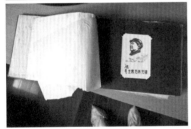

泛黄的影集

　　一本保存了50年，已经泛黄的、磨损严重的影集，记录了第二期援桑医疗队员陆启珍1966—1969年援非的经历。影集记录的是历史，打开的是记忆，珍藏的是刻骨铭心的心路历程。（陆启珍供图）

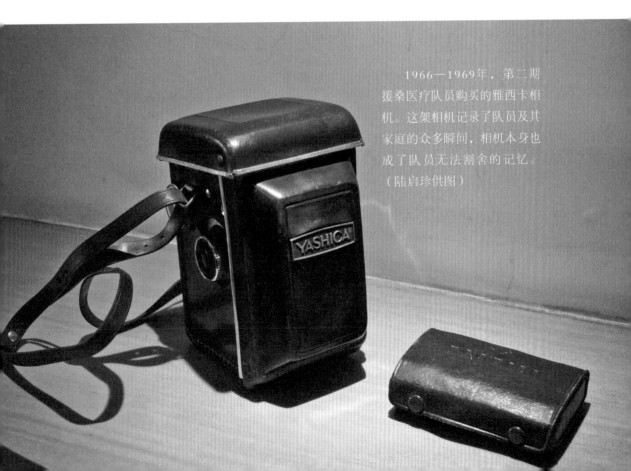

1966—1969年，第二期援桑医疗队员购买的雅西卡相机。这架相机记录了队员及其家庭的众多瞬间，相机本身也成了队员无法割舍的记忆。（陆启珍供图）

一张52年前的机票

一张保存了50多年的机票，记录的是一段旅程，浓缩的是队员对桑给巴尔、对援外、对队友深深的情感与记忆，珍藏的是一辈子对生命的感悟。

右图：1967年东非航空公司为第一期援桑医疗队员开出的回国机票。（戴传孝供图）

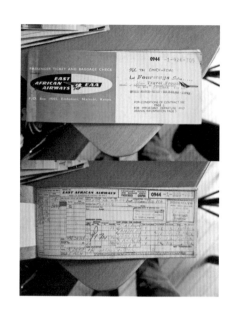

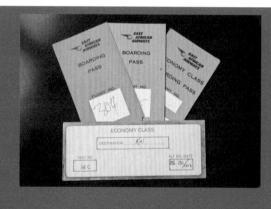

多彩的登机牌

1973年2月，第三期援桑医疗队搭乘飞机回国用的登机牌。40多年后，许多队员回忆说："当时认为这可能是自己一辈子最后一次坐飞机了。"五颜六色的登机牌见证的是共和国快速发展与崛起的历程。

转战非洲的大皮箱

1965年7月，第一期援桑医疗队第二批队员花27元人民币购买了一个出国用皮箱。时间过去近50年，孔祥琏一直珍藏着这个跟随他转战非洲的皮箱。尽管布满尘埃，他依然不离不弃，因为这里装满了他在非洲的故事与记忆。（孔祥琏供图）

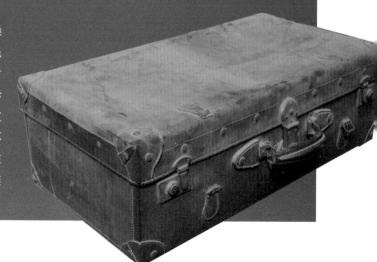

我的官员护照

上世纪60—70年代，中国护照分为外交护照、官员护照和普通护照。"官员护照"体现了援外医疗的性质是国家任务，代表的是中国政府。

右图：第三期援桑医疗队员出国援外时所持护照。（黄声达供图）

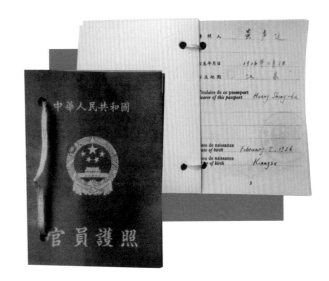

"老四大件"

国产海鸥照相机、华生电扇、进口短波收音机和手表，这是上世纪60—70年代国内公认最好的"老四大件"，一般在国内很难买到。因为参加援外，医疗队员能在国外购买到。尽管过去了近50年，平时也不大使用，许多老队员仍珍藏着这些老物件。问及原因，队员说：留个念想吧。（林玉霞供图）

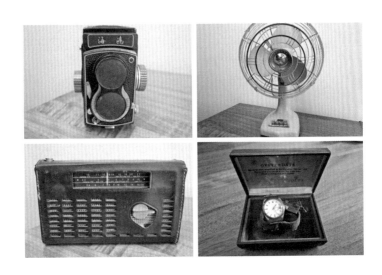

慰问信

　　1966年12月29日，元旦前夕，卫生部对外联络局向所有援外医疗队员家属寄去慰问信。激扬振奋的文字，铿锵有力的话语，无不体现当年的"色彩"。然而在这种"色彩"下面依然能体会到各级组织对队员及家属辛勤付出的认可和关心，如一丝暖流，温暖着队员们的心。或许正是这份感动，让队员保存这份慰问信50多年。这是目前发现的最早的援外医疗慰问信。（夏启宇供图）

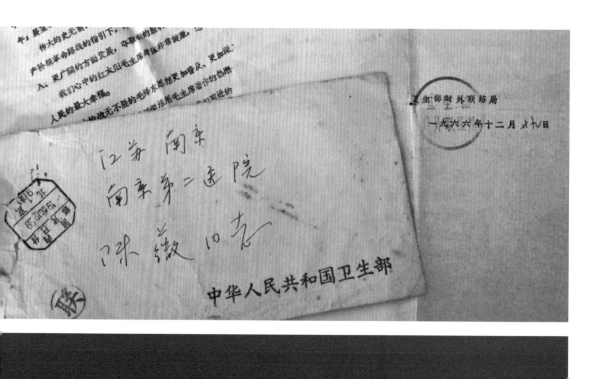

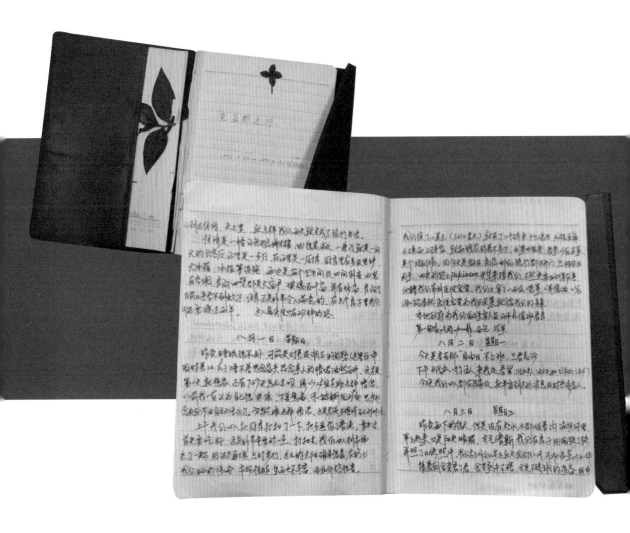

援圭日记

　　1993—1995年，第一期援圭医疗队员日记，记录了两年730天在圭亚那的生活、工作以及感想。日记不但真实完整地记录了医疗队的历史，而且启迪、净化队员的心灵，成为队员的精神财富。（韩林立供图）

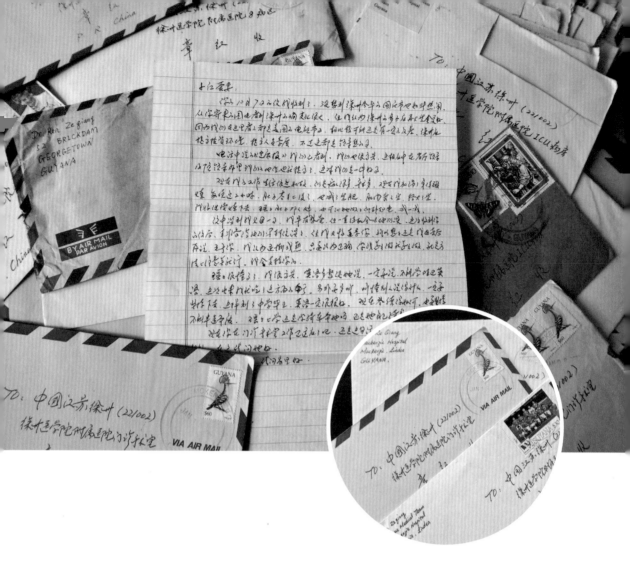

家书抵万金

　　家书，曾经是队员与亲人之间交流感情、沟通大事小情的主要载体。1964年至20世纪80年代后期，由于通讯不发达，队员收入不多，加上保密的要求，医疗队员主要通过外交部的信使免费传递信件。信使一般两个月才来一次，因此，一封信往往需要两个多月时间才能辗转到队员手上。由于信使在受援国停留时间很短，队员们常常在信使到达之前，就已经写好信，信使一到，就将准备好的信交给信使。这就引起一个问题：家属来信中提到的问题，在队员的信中没有答复。一开始家属常抱怨，闹出一些意见。日子久了，大家也就明白和理解了。平时队里只要有人一喊："来信了！"大家就急促地跑出来，拿了信一头钻进宿舍，仔细咀嚼字里行间传递的家的味道，尽管是五味杂陈，依然百读不厌。家书抵万金，在这一刻队员们有着最深刻的感受。（任泽强供图）

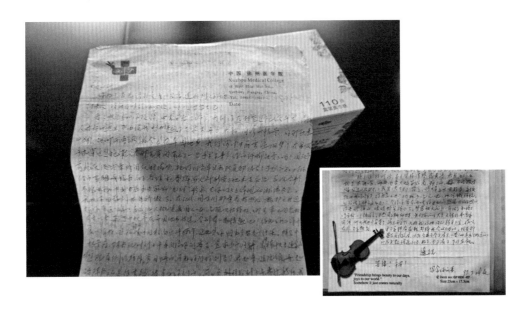

　　1990年以后，随着国内经济社会发展，以及对外开放、对外交往政策放宽，加上队员有了一定的收入，大家开始自费邮寄信件。尽管如此，队员和家属依然非常节约。由于向海外邮寄信件收费主要依据信的重量，因此，队员和家属写信时专挑比较薄、轻的信纸，而且是两面书写。薄如蝉翼的信纸，传递的是沉甸甸的亲情。第三期援圭医疗队员至今仍保留着1998—2000年援圭期间，他与妻子、女儿以及单位领导、同事的所有来往信件。（任泽强供图）

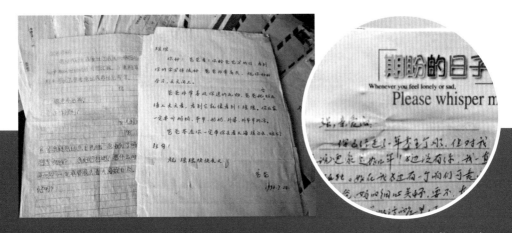

　　1998年6月21日，第三期援圭医疗队任泽强年幼的女儿写给爸爸的一封信，要求："一定要带我去看大海捉白云。咱们拉钩好吗？" 1998年7月24日，在给女儿的回信中，任泽强答应了女儿的要求。

对外开放　拥抱世界

上世纪八九十年代是中国全面启动对外合作的时代。在解放思想、改革开放的大潮中，中华民族再次张开双臂拥抱世界。

　　在共和国探索民族振兴之路的同时，江苏援外医疗事业也在阔步向前。1993年，江苏先后向欧洲的马耳他和南美的圭亚那派遣援外医疗队。在与世界的交流中，援外医疗队员以其精湛的技艺、勤奋的工作和吃苦耐劳的精神，赢得受援国人民的尊重和敬仰。队员们以开放的心态，审视着色彩斑斓的世界，努力汲取有益的营养，丰富自己的人生经历。在医疗队员的身上，世界看到了发展中的中国。

　　援外医疗事业就像一座架设在中外文化间的桥梁，伟大的祖国正通过这独具特色的桥梁，与世界相通。

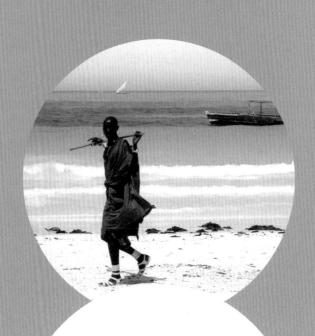

Zanzibar

桑给巴尔

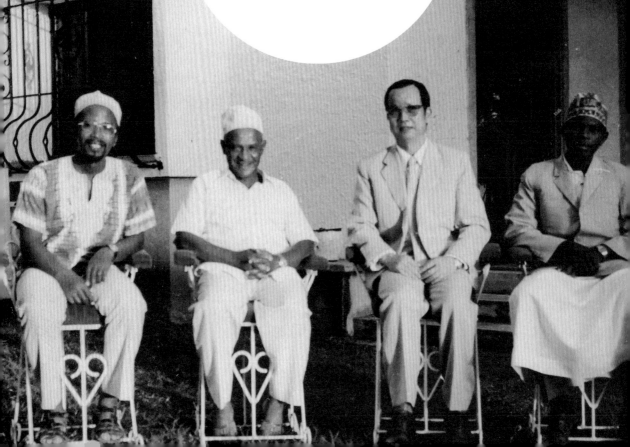

为总统的小孙女治病

1986年底的一天，第十一期援桑医疗队耳鼻喉科医生接待了一位12岁的小女孩。从3岁起，女孩双耳流脓，听力严重减退。她听不到同伴的笑声，听不见大海的浪声。女孩的父亲是桑给巴尔国立精神病医院的院长，曾带着女儿去英国、荷兰等国治疗，未见成效。听说中国医疗队耳鼻喉科医生技术高超，于是院长抱着试试看的心态，带着女儿，来到列宁医院。经中国医生手术，女孩完全能听清楚声音了。院长握着中国医生的手激动地说："您给我的女儿和我们全家带来了幸福和快乐。"没过多久，桑给巴尔总统瓦基尔捎来口信，感谢中国医生治好了他小孙女的耳病。原来桑给巴尔国立精神病医院的院长、女孩的父亲是桑总统的儿子。1987年初，瓦基尔总统邀请中国医生到家中做客。总统拉着中国医生的手，引他在身边坐下，感谢他治好了孙女的耳病，并合影留念。

左图：桑给巴尔总统瓦基尔（左二）、其子（左一）在家中与中国医生合影。（陈兆和供图）

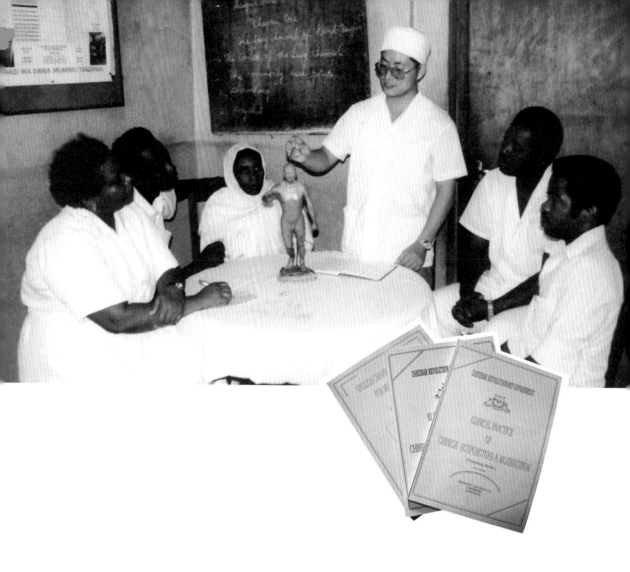

中医在桑给巴尔扎根发展

经过援桑医疗队长期努力，中医针灸因奇特的疗效、较少的并发症、花费不多等特点受到缺医少药的桑给巴尔患者高度认可和欢迎。来看中医的病人越来越多，同时，当地医务工作者和各界人士开始对学习针灸产生浓厚的兴趣。

1993—1995年，应桑给巴尔卫生部请求，在江苏省卫生厅的支持下，第十五期援桑医疗队员花费一年多的时间，编写、整理中医针灸相关培训资料，并翻译成两本英文针灸教材。桑给巴尔卫生部长亲笔为两本书写下序言。为了便于当地医生学习，医疗队员又编写了一本《医务工作及日常生活英斯对照用语》。1995年5月，3本书全部完稿，由桑给巴尔卫生部出版。

上图（两幅）：第十五期援桑医疗队员在桑给巴尔示教针灸，以及医疗队编译的针灸教材。（李华宏供图）

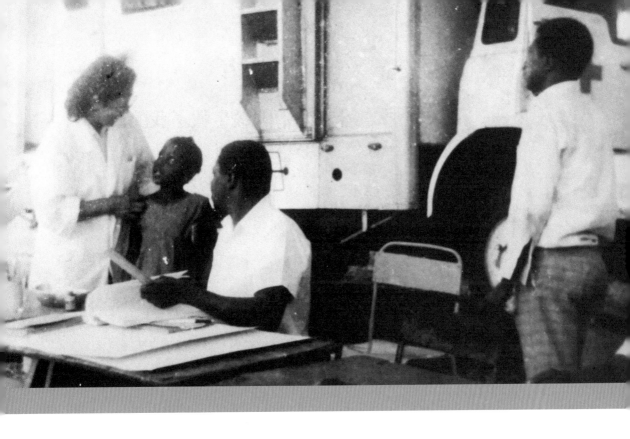

携手献爱心

在非洲，不仅有中国医疗队，还有来自世界各国和一些国际组织的医疗队、医生或志愿者。虽然他们来自不同的国家，有着不同的肤色、语言和宗教信仰，来非洲的原因也各不相同，但有一点是共同的，就是为当地人民的健康服务。因此，中国医生常常有机会同其他国家的医生一道工作，相互交流，共献爱心。

上图：1982年1月，第九期援桑医疗队口腔科医生与来自其他国家的医生一起随流动牙防车到桑给巴尔偏远地区为当地患者治疗牙病。车辆由世界卫生组织捐赠。（顾松筠供图）

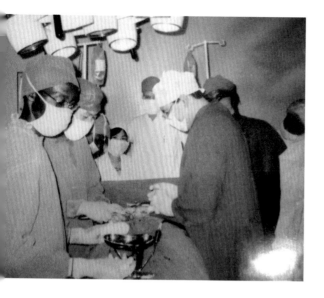

"中国医生救了我的命"

第十五期援桑医疗队接诊了一位78岁患有腹腔肿瘤的病人，她曾请埃及和俄罗斯医生看过，都说不能手术。巨大的腹腔肿瘤让老太太不能正常进食，骨瘦如柴。她在列宁医院工作的亲戚找到中国医生，希望帮忙看看。反复研究之后，医疗队决定为老太太做手术。经过3个小时的奋战，医生成功地为她切除了重达14公斤的肿瘤。康复出院后，老太太逢人便说："中国医生救了我的命。"

左图：1993年9月，第十五期援桑医疗队员在做手术。（张少先供图）

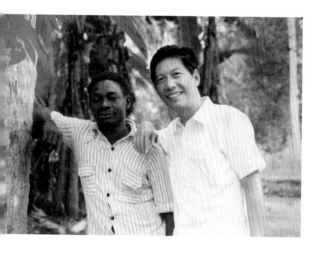

早发现，早治疗

1986年春节前，桑给巴尔列宁医院来了位17岁男性发热病人。第十一期援桑医疗队员给患者体检时发现，患者剑突下肝脏稍微增大，触及表面一枚米粒大小结节，质地较硬，境界清楚，怀疑早期小肝癌，当即抽血送国内申请甲胎蛋白（AFP）检查。此后，队员每天手指触诊，严密观察肝脏结节变化。一周后体检发现，病人肝脏结节有增大趋势，经外科医生会诊，判断小肝癌的可能性较大。如果等国内检查结果，势必耽误最佳治疗时间。医疗队决定手术切除。经过1小时手术，部分切除患者肝脏，经病理证实为肝细胞性肝癌。手术在桑给巴尔引起强烈反响，来自美国、英国、古巴、巴勒斯坦等国的专家争相前来观看被完整切除的标本，对中国同行在如此简陋的条件下，凭着丰富的临床经验和高超的手术技巧，成功发现并早期治疗一例肝癌患者表示由衷的钦佩。

左图：实施小肝癌切除手术的援桑医疗队员与当地朋友合影。

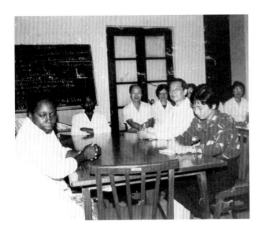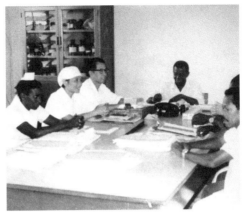

晨会讨论

晨会，桑给巴尔列宁医院每日医疗交班例行会议，主要由前一天晚上各科值班医生报告病房情况，提出诊疗建议。援桑医疗队每次都参加，并就医疗问题发表意见和建议。（李元珍供图）

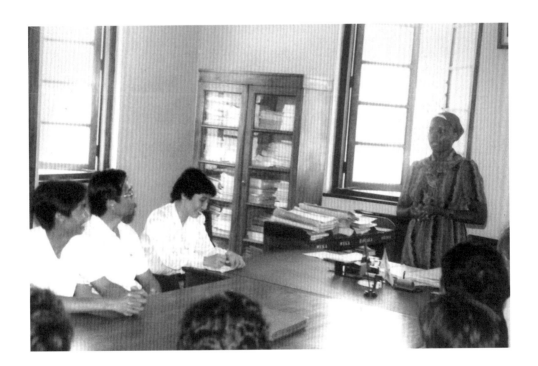

参与管理

医疗队除了提供医疗服务外，还参与受援国医院的管理和重大医疗问题的讨论。1987年6月15日，刚刚抵达桑给巴尔的第十二期援桑医疗队员与列宁医院高层讨论医疗问题。（李元珍供图）

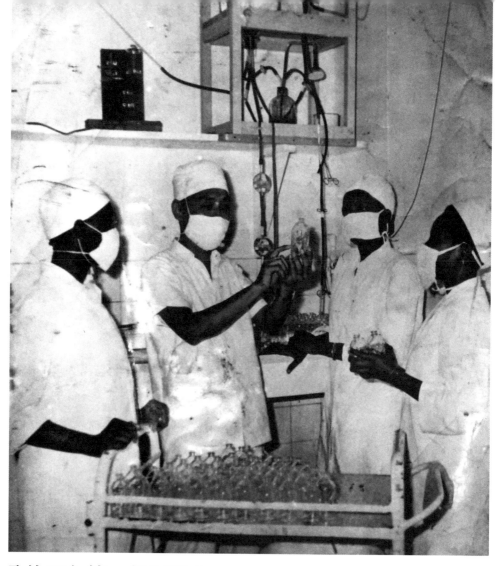

桑给巴尔第一代制药人

　　缺医少药在桑给巴尔非常普遍。虽然桑给巴尔实行的是全民免费医疗，但当地患者不得不自己购买医院没有的药品和医疗用品，没有钱的病人就只能放弃治疗。因为没有药品，中国医疗队员经常眼睁睁地看着病人病情恶化或死亡，无法救治，感到无奈和内疚。1965年，经桑给巴尔卫生部同意，第一期援桑医疗队在桑岛建立了第一个制药车间，从此，桑给巴尔有了第一代制药人。想方设法、因陋就简地制备一些普通药品和输液用品，成了上世纪60—90年代援桑医疗队必做的事。

　　上图：第十二期援桑医疗队员正在医院制剂室自制输液。（李佩福供图）

　　右图：1968年7月5日，《人民日报》刊登长篇通讯《友谊的结晶》，专门报道桑给巴尔建立制药车间的情况。

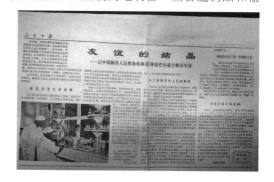

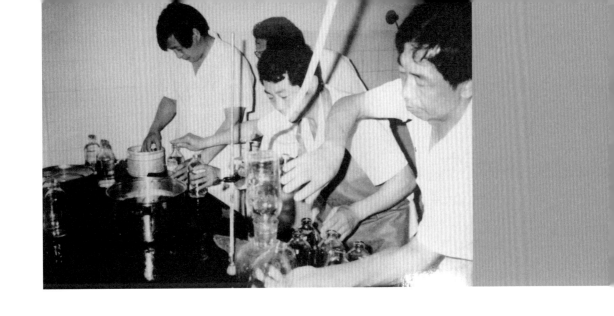

自制输液

　　1993年6月，刚到奔巴不久的第十五期援桑医疗队就面临没有输液的困境。一方面病人等待救治，一方面医院无法提供输液。为挽救生命，队员们开始自制输液。（高凤、朱庆琪供图）

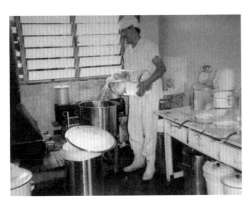 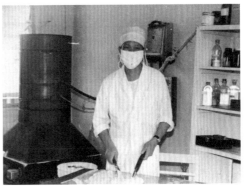

飞行医生

医疗队不仅要在受援国提供医疗服务，遇到特殊情况还要护送病人去其他国家就医。1988年11月，第十二期援桑医疗队员乘飞机护送患者前往肯尼亚就医。（李元珍供图）

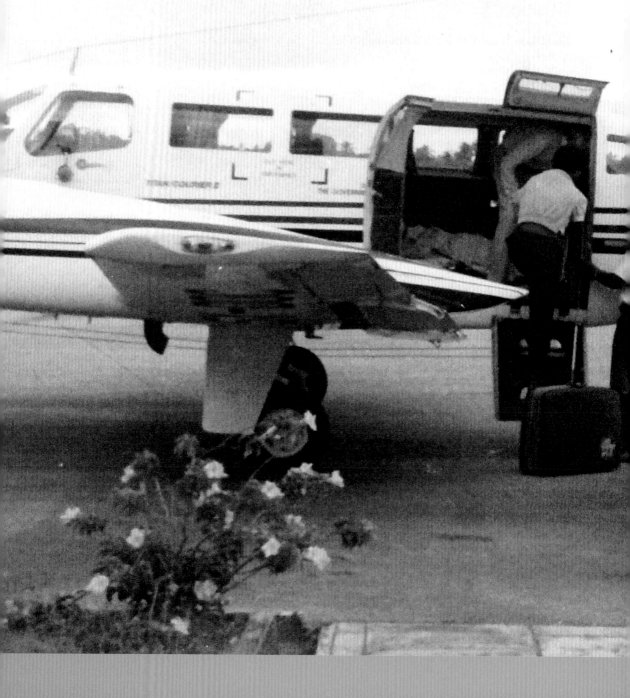

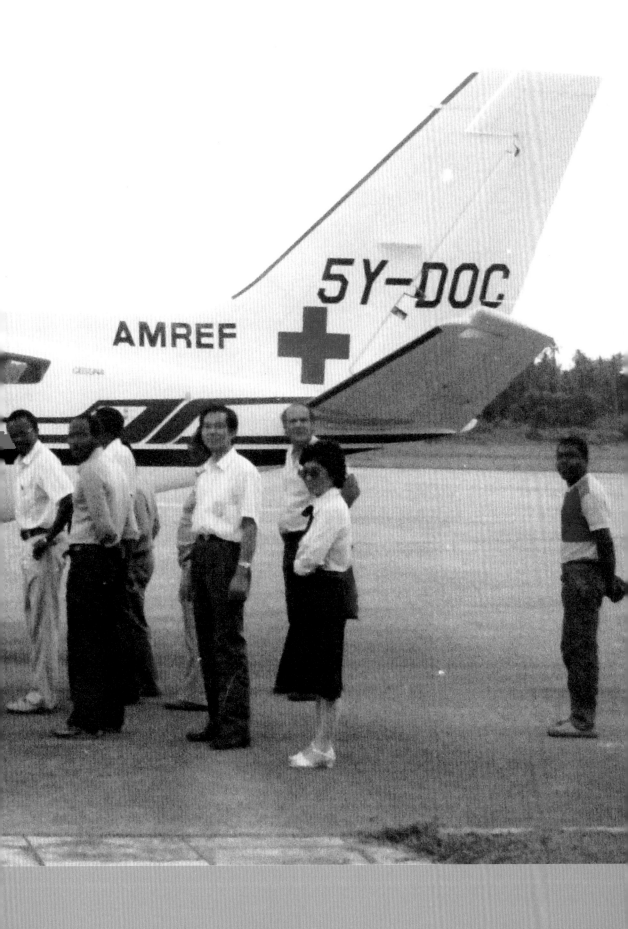

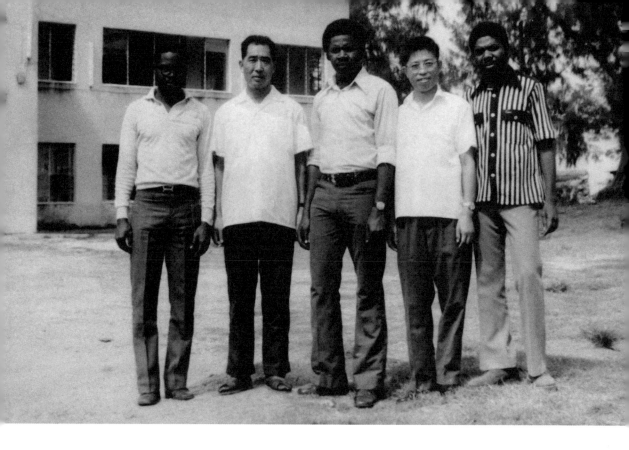

谢因与中国医生

　　谢因，1948年3月出生于奔巴，后留学英国，获纽卡斯尔大学医学院医学生化学硕士学位。2001—2010年，担任坦桑尼亚副总统；2010年起，担任第七任桑给巴尔总统。谢因曾说：少年时，由于家住中国医疗队工作的奔巴阿卜杜拉·姆齐医院附近，常常看到中国医生受人尊重的感人场景，这促使他立志学医。1976—1995年，谢因在桑给巴尔卫生部工作，先后担任诊断司、病理司、艾滋病项目、实验室等部门和机构的主管、专家。期间，他与援桑医疗队有密切的合作，对中国非常友好。

　　上图：1978年谢因（右一）在桑给巴尔卫生部实验室工作期间，与第六期、第七期援桑医疗队检验科医生合影。（王森坤供图）

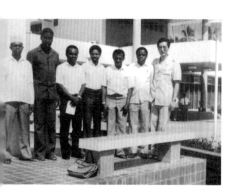

　　左图：1990年，第十三期援桑医疗队员一次活动后与桑给巴尔同道合影。右四为谢因。（张子滇供图）

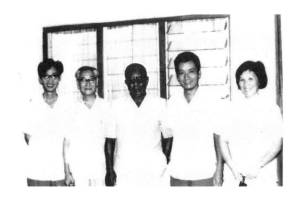

做客桑给巴尔总统家

　　一直以来，援桑医疗队诊治的患者中除了普通百姓外，还有桑给巴尔历任总统及其家人。他们之间的关系已不仅仅是医患关系，更像是朋友。1982年的一天，按照惯例，第九期援桑医疗队员应约来到桑给巴尔总统琼布（右三）官邸做保健。一进门，总统正好在刮胡子，他手拿毛巾，满脸剃须膏走出来，迎接中国医生，惹得队员们哄然大笑，气氛十分融洽。琼布总统对医疗队十分关心。援桑医疗队宿舍原是英国总督官邸，餐厅大梁曾因白蚁蛀空而倒塌，万幸无人员伤亡。琼布总统知道此事后亲自过问，将医疗队临时安置在一所公寓居住。（朱道程供图）

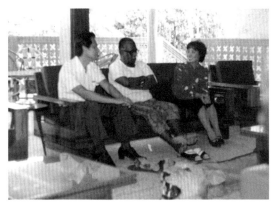

　　1987年底，第十二期援桑医疗队员到琼布家走访。总统与中国医生似朋友般地交谈，气氛轻松。（李元珍供图）

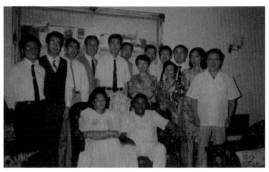

　　1994年4月25日，第十五期援桑医疗队在桑给巴尔总统阿穆尔家做客。

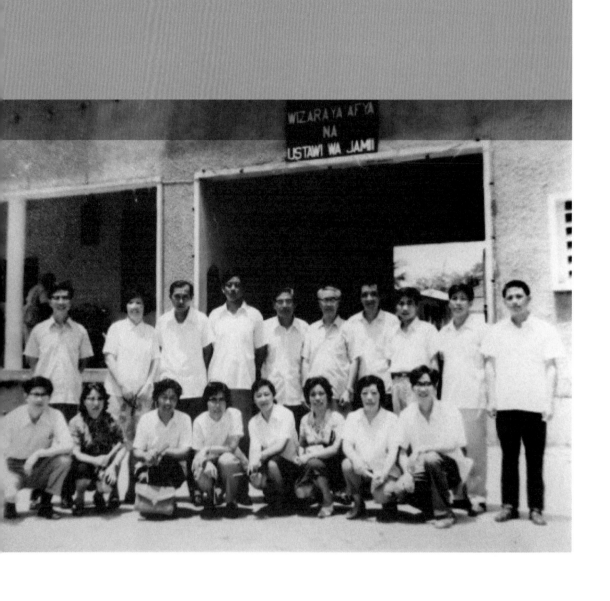

桑给巴尔卫生部

　　桑给巴尔卫生部负责桑给巴尔全民健康保健工作，也是医疗队联系最多的桑政府部门。凡涉及到医疗队工作、生活上的重大问题，如灾害救援、传染病暴发、危重病人抢救、下乡巡诊以及停水停电等，都需要桑卫生部出面协调。另外，每逢重大庆典和重要节假日活动，桑卫生部常出面邀请中国医疗队参加。

　　上图：第九期援桑医疗队员在桑给巴尔卫生部大门前合影。（顾松筠供图）

80年代的列宁医院

1981年，第九期援桑医疗队部
分队员在列宁医院大门前合影。
（顾松筠供图）

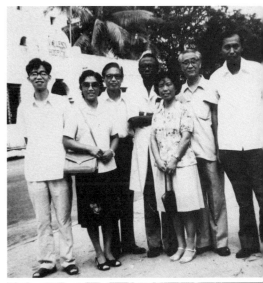

第十一期援桑医疗队员在列宁
医院大门前合影。（于志坚供图）

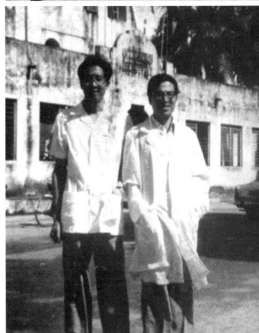

第五期与第六期援桑医疗队口
腔科医生在诊室交接班。（金友仁
供图）

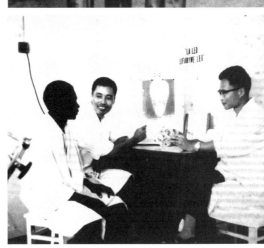

中国医生办公室

自1964年援桑医疗队进驻桑给巴尔列宁医院起，桑方就为中国医生提供了一个办公室，主要供中国医生讨论疑难杂症和休息，当地人称之为中国医生办公室。

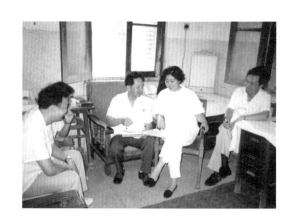

1995年7月19日，第十六期援桑医疗队在中国医生办公室讨论病例。

墙角简易的药品架，旁边是诊疗台。许多重要病人常在这里接受中国医生的诊治。
下图：桑给巴尔列宁医院中国医生办公室，1991—1993年。（李励供图）

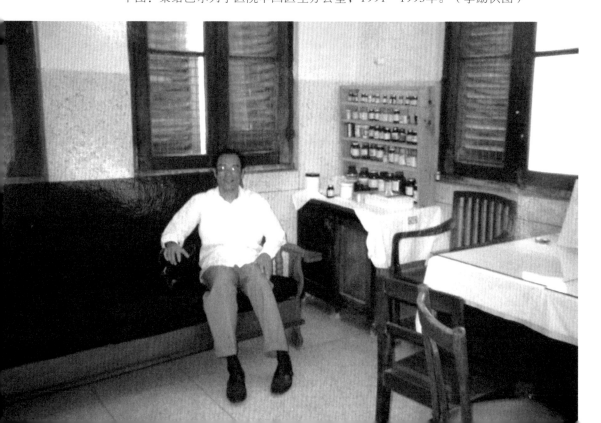

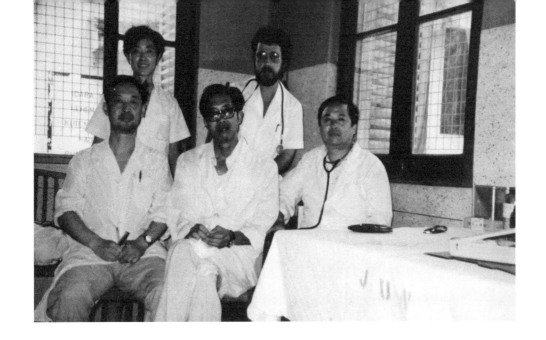

国际交流

第十一期援桑医疗队员与国际同道在中国医生办公室合影。（于志坚供图）

医疗队交接班：从交叉过渡到整体替换

随着时间的推移，援外医疗工作也在不断深入和完善。1980年1月4日，第八期援桑医疗队一行10人抵达桑给巴尔。这支队伍是介于新老队交叉换队和整体换队之间的过渡队，人数较少，在国外时间稍短，为期一年半。从第九期援桑医疗队开始，实行新老队整体换队，此举便于组队、派出和日常管理，队伍的整体性较好。（孙贤敏供图）

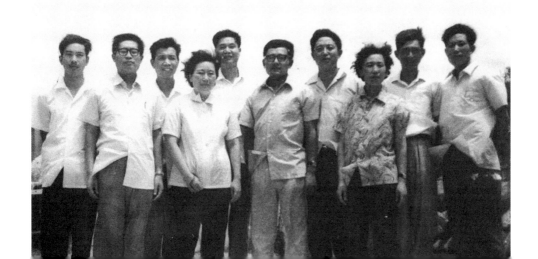

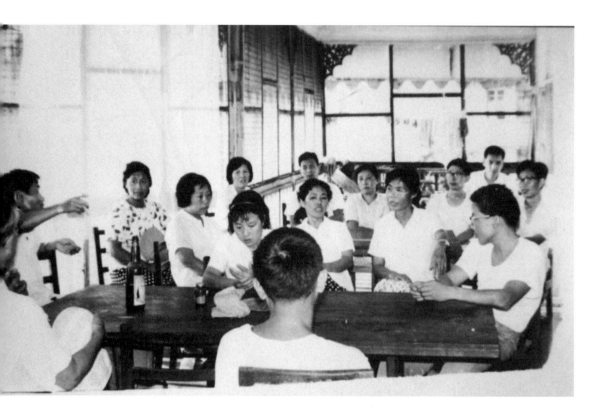

集思广益

　　医疗队有完善的组织体系，包括医疗队队委会、党支部，负责医疗队重大决策、日常管理和党组织建设。各医疗队可以结合自身情况，在队委会下设各种小组，分别管理医疗、财务、物资、伙食、安全、对外联络、车辆驾驶、活动策划、宣传等事务。

　　上图：第九期援桑医疗队在桑岛驻地二楼餐厅兼会议室召开全体队员会议。（顾松筠供图）

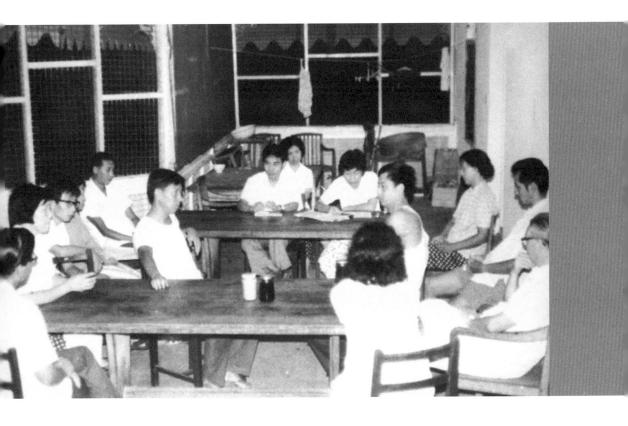

战斗堡垒

　　党支部是医疗队的战斗堡垒，主要负责队员的思想工作和组织建设、发展新党员等工作。

　　上图：1982年，第九期援桑医疗队在桑岛驻地二楼会议室召开支部会议。（俞康民供图）

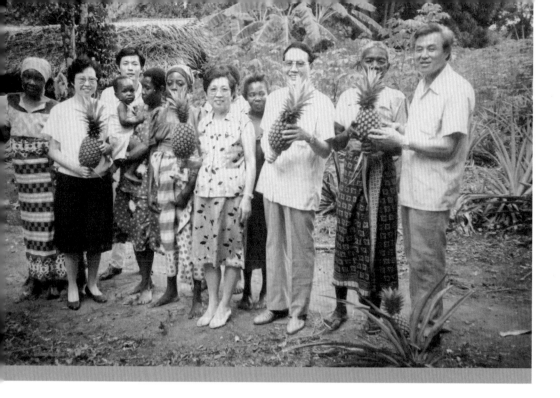

菠萝迎客人

　　菠萝是桑给巴尔主要水果之一，汁多味美。在中国南方人眼中，菠萝意味着好彩头。初到桑给巴尔，当地人采摘新鲜的菠萝招待来自远方的中国客人。1990年11月，江苏省卫生厅工作组赴桑给巴尔慰问援桑医疗队员同样受到当地人的菠萝款待。（黄达明供图）

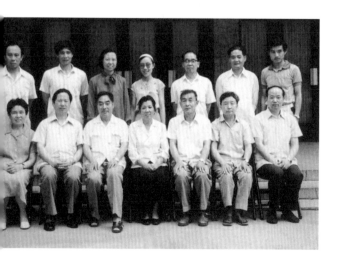

辛勤的援外管理人员

　　援外医疗工作是一项复杂的系统工程，涉及队员选拔、培训、派出管理、慰问、与受援国的沟通协调等工作。

　　左图：1988年夏，部分江苏省卫生厅（局）援外医疗管理人员合影。

排球友谊赛

医疗队员在工作之余，通过排球赛、篮球赛、游泳比赛等活动，与当地人和来自世界各地的人士友好交流，结下深厚的友谊。

右图：1983年8月19日，第十期援桑医疗队与埃及驻桑总领馆进行排球赛。（赵鑫如供图）

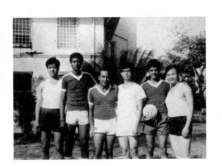

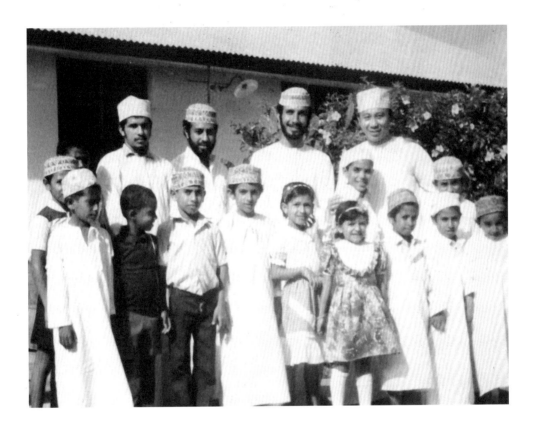

奔巴的孩子

桑给巴尔实行一夫多妻制，一个家庭往往有许多孩子，兄弟姐妹很多，据说最多的一个家庭成员多达五六十人，年龄跨度达50多岁。1987年5月，第十一期援桑医疗队奔巴队员邀请奔巴友好人士到驻地做客，其中一位带着他的15位亲兄弟姐妹参加活动。（翁毅供图）

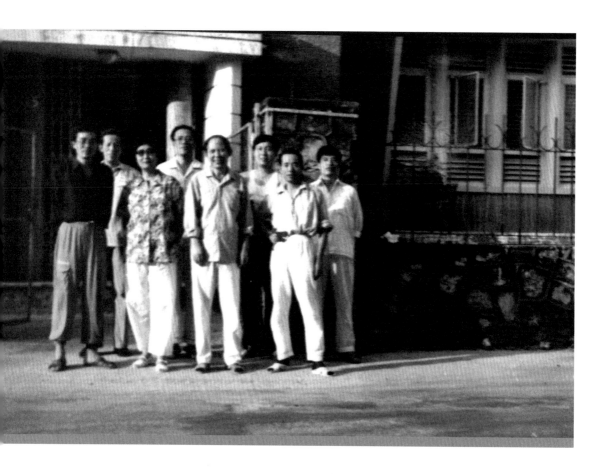

战胜疟疾

　　援桑医疗队中流行这样一句话："没有打过摆子就没有到过非洲。"在非洲的两年时间里，队员几乎无一例外地领教过疟疾等疾病带来的痛苦。刚到非洲，许多队员担心染上疟疾，每天服用胃肠道反应很重的所谓"预防"药。有人感慨，在非洲两年，吃完了一辈子应该吃的药。时间长了，队员们总结出对付"打摆子"的办法，就是一开始发作时，就马上服药。这样既避免了长期服药带来的副作用，也大大减轻了"打摆子"的严重程度。队员说，两年的援外生活让他们体会到，关键是要有一个良好的心态和一个团结的、有着大家庭氛围的医疗队。

　　上图：部分援桑医疗队员在工作之余合影。

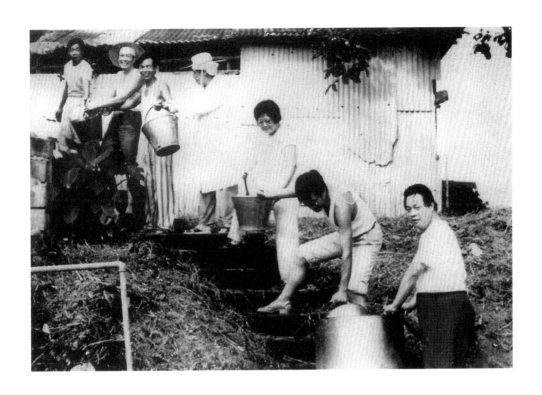

停水停气的日子

　　破旧的石棉瓦宿舍、长时间的停水停电，依然难挡援外医疗队员灿烂的笑容和乐观的精神，一切困难在他们的谈笑中"灰飞烟灭"。1989年4月一次停水后，当地人开着送水车为第十二期援桑医疗队奔巴点队员送水。由于医疗队驻地地势较高，送水车无法靠近驻地储水罐，队员们组成"传送带"，一桶一桶地接力把水送到储水罐里。

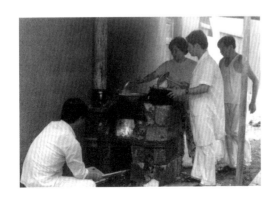

　　1989年4月，停电停气后，第十二期援桑医疗队奔巴队员垒起"七星灶"，劈柴做饭。熊熊的炉火，四溢的香气，在队员的手中幻化成一顿有滋有味的柴火饭。

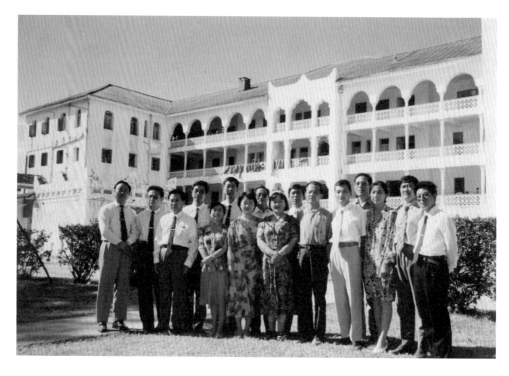

亲人的慰问

1994年6月，江苏省卫生代表团慰问第十五期援桑医疗队。（翁毅供图）

绣枕套

远离祖国，远离亲人，远离同事、朋友，来到一个语言、文化、宗教和肤色都不同的陌生地方，除了工作，队员们为舒缓情绪，转移相思之苦，想方设法丰富自己的业余生活。1981—1983年间，第九期援桑医疗队员在桑给巴尔绣了多幅枕套。时光过去30多年，虽然现在枕套已有点泛黄，但队员舍不得扔，因为有一种情结在里面。（顾松筠供图）

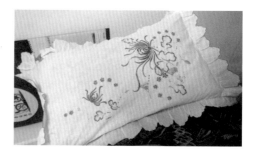

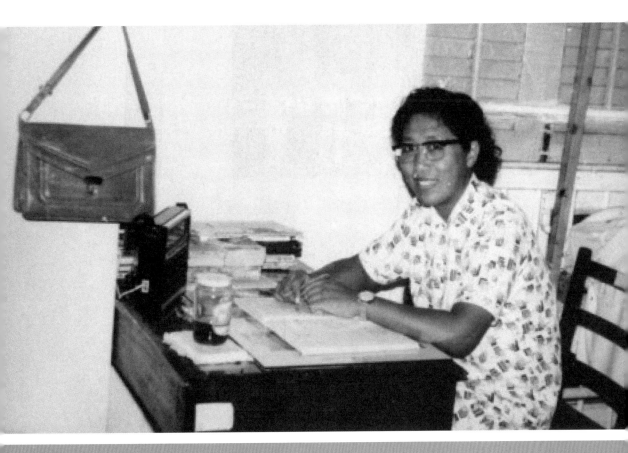

女队员的宿舍

　　简单的桌椅、半导体收音机、酱菜瓶做的水杯、墙上挂的老式公文包、木制的蚊帐架，一切依然简朴。

　　上图：1982年12月，第九期援桑医疗队桑岛驻地队员宿舍.（顾松筠供图）

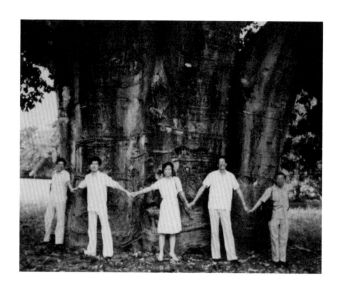

大榕树下

完全陌生的异国他乡除了让队员感到些许不适应外，更多的是新奇和震撼。闻所未闻、见所未见的物种、风景以及人文风情，常常让队员兴奋不已、流连忘返。队员们说，他们的收获是领悟跨文化交流的魅力，体会人与自然的完美融合，感受人与人之间的真诚与纯粹。

上图：1986年，第十一期援桑医疗队员与桑岛一棵巨大的榕树合影。（于志坚供图）

右图：第九期援桑医疗队员郊游时合影。（顾松筠供图）

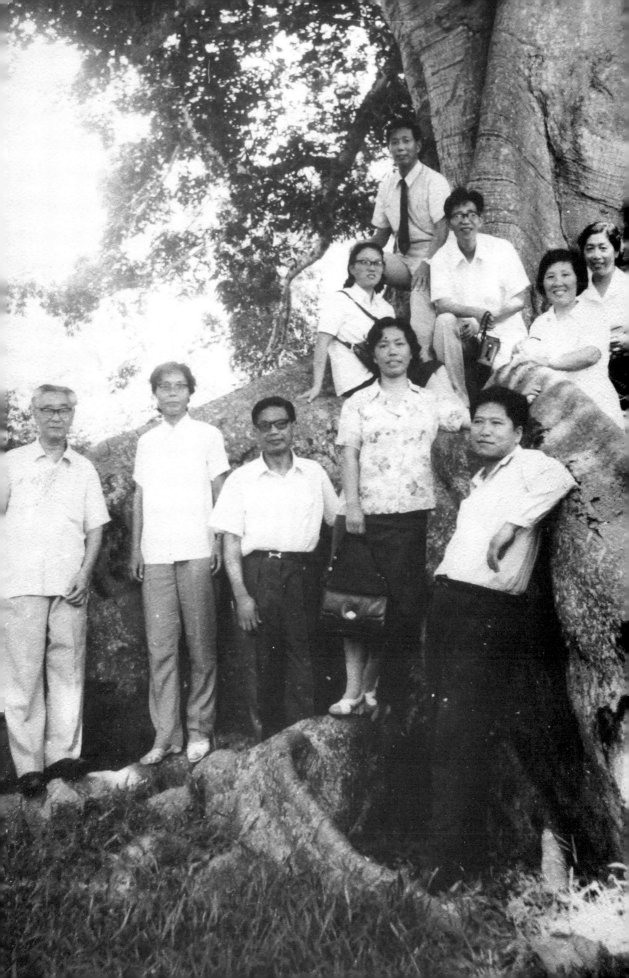

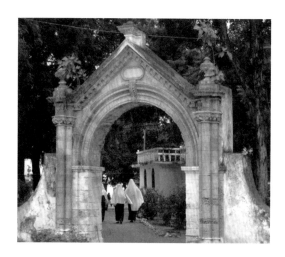

葡萄牙拱门

　　桑给巴尔曾经为葡萄牙的殖民地，葡萄牙人在岛上修建了许多葡式建筑。其中，葡萄牙拱门是许多援桑医疗队员喜爱的留影地点之一。

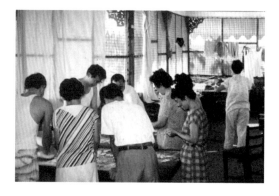

饺子的味道

　　单调的饮食是队员们不得不面对并设法解决的一个问题。桑给巴尔的物产很有特色，海鲜多，水果多，但时间长了，大家的胃口也受不了。饺子让队员们格外想念，那可是家乡的味道！

　　上图：1988年，第十二期援桑医疗队在驻地餐厅包饺子。

简单而新奇的生活

　　上世纪80年代初，奔巴老驻地厨房。虽然有了存放食物的冷柜，但队员们依然住在石棉瓦墙的屋内。宿舍床边的墙上常见壁虎。起初，队员因其长相丑陋、怪异而害怕、厌恶它们。但时间长了，队员渐渐发现它们性格温和，对人并无危害，也就习以为常了，甚至觉得可爱。它们专吃苍蝇、蚊虫，有了它们，医疗队厨房、宿舍苍蝇少了。只是队里简易的住房里有大青蛇光顾，偶尔会吓得女队员哇哇直叫。就这样，医疗队员从陌生、害怕、不适应到熟悉、喜爱、习惯并接纳非洲，完成一次重要的人生历练。

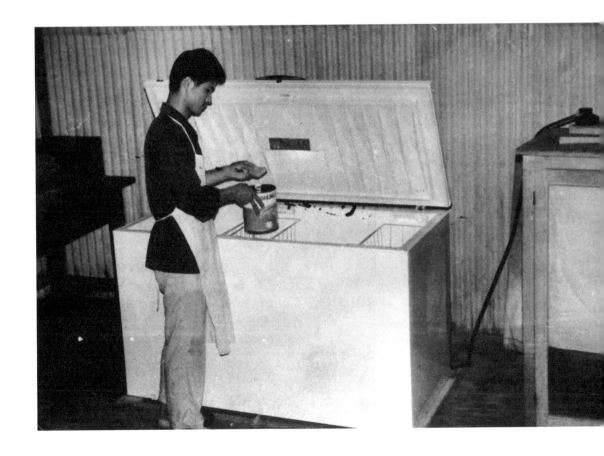

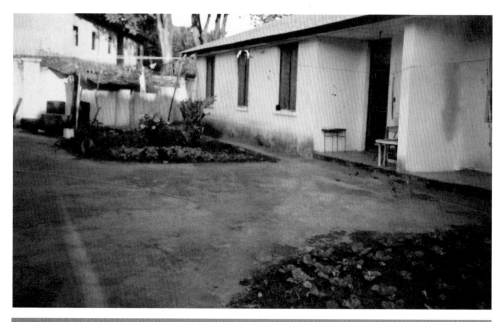

1984年以后奔巴驻地

　　1984年12月以后，援桑医疗队奔巴队搬至现在的驻地：由砖瓦修建的两排平房，每位队员有独立的卧室，三四人共用一个卫生间。较之以前，住房条件改善许多。

　　上图：1999年10月队员拍摄的奔巴驻地院子。

　　　　　　　　　　　　第十一期援桑医疗队奔巴队员在驻地院子的合影。（仲跻灏供图）

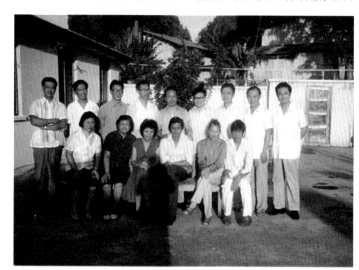

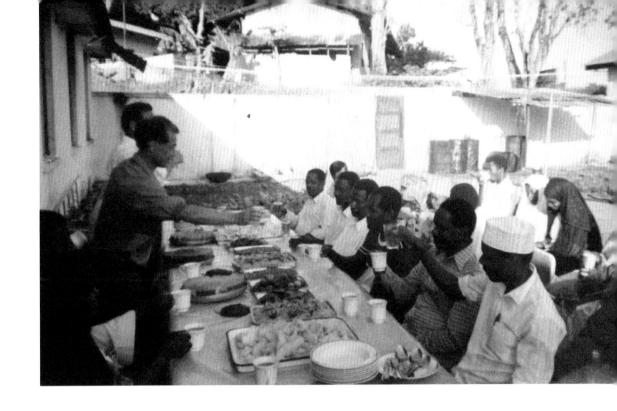

　　援桑医疗队奔巴队员们常在院子里与当地友人欢聚，这是这个院子里经常出现的场景。孤岛上的援外生活，有令人激动的时刻，但更多的是平淡和宁静，甚至枯燥。

　　上图：第十五期援桑医疗队奔巴队员在驻地举办活动。（李业宽供图）

　　奔巴驻地餐厅，1993—1995年。（周瑞俊供图）

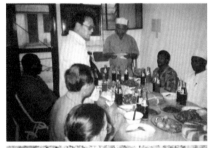

　　1999—2001年，奔巴队员宿舍内景。与以前相比，一样的房间、一样的布局、一样的家具，不一样的队员，承载的是一样的艰苦奋斗的精神。（朱国太供图）

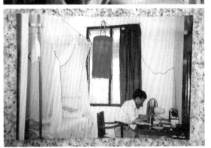

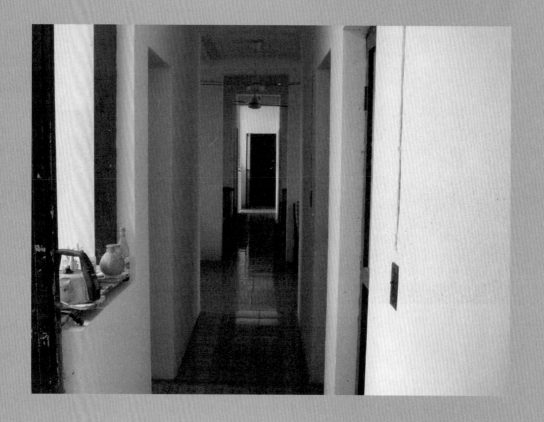

沉甸甸的房门

　　1991年5月，第十四期援桑给巴尔医疗队奔巴点的同志一来到奔岛医院，就忙着和上队老队员一起查房、手术，办理各种交接工作，熟悉当地医院的工作人员，欢送老队员……不知不觉一周过去了，才有了一点空闲，医疗队决定给宿舍大扫除。队员林钢在擦洗宿舍的房门时，意外发现房门背后刻写了八个人的名字，有刀刻的、有用油漆写的、也有用蜡笔、粉笔写的，这些人都是曾经在奔巴工作和生活过的老队员。林钢仔细端详着这些人的名字：韩祖斌——江苏骨科界泰斗级的人物；孙贤敏——自己的老师，曾在多次同台手术中得到他手把手的言传身教……作为一名30多岁的年轻骨科医生，此情此景，林钢觉得非常荣幸。能和这样的前辈、恩师先后在同一个小岛、同一所医院里工作，先后在同一个驻地生活，这是一种怎样的缘分！时光交错，当荣誉汇集在这扇门上，所有乐于奉献的年轻医疗队员们感到一种热乎乎的鼓励、一种沉甸甸的鞭策。

　　这扇门一直陪伴着林钢圆满完成两年的援外医疗任务，同时也深刻地改变着他的人生观，影响着他的一生。

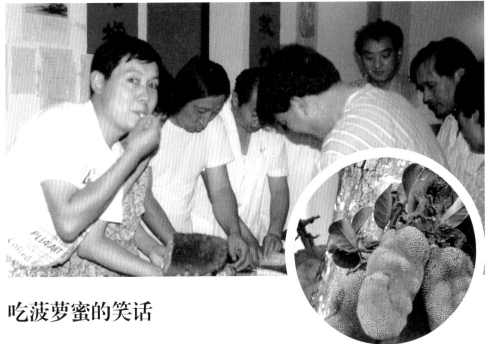

吃菠萝蜜的笑话

　　援外生活经常在无知无畏和有滋有味中展开。

　　1991年5月，第十四期援桑给巴尔医疗队奔巴点的同志抵达奔巴的第五天，老华侨何先生一家就来到医疗队驻地看望大家。初次见面，大家寒暄一番后，老何给医疗队留下了一个硕大的菠萝蜜。临走的时候，他只讲切的时候刀上要抹油，其他也没特别交代什么就告辞了。

　　面对这个像长满短刺的大冬瓜样的菠萝蜜，全队谁都没有见过，更别谈吃过。由于是初次见面，队员们也没好意思详细询问该怎样吃。

　　老何走后，队员们就先用食用油把刀抹了一遍，将菠萝蜜切成两半，里面露出一个个蜂巢样淡黄色的六面体。扒开六面体表面那层薄薄的、黏黏的皮，露出了里面像硕大的生老菱仁一样的果仁，白白的带点浅绿色，很好看。吃皮还是吃果仁？队员们简单商量后一致认为应该

吃果仁。大家拿起果仁放到嘴里一嚼，很脆，水还挺多，感觉还行。再吃第二个，就感觉到有点涩涩的。第三个没有吃完，口腔里就有些麻得受不了。队员们以为是菠萝蜜不能多吃的缘故，谁也没在意就洗洗手睡觉去了。

　　第二天，当地医院的医助来到宿舍，看见扔了一地的菠萝蜜果皮肉和吃了一半的果仁，非常诧异地问大家："Why did you eat what you shouldn't eat? Why didn't you eat what you should eat?"队员们一时没能理解她讲话的意思，请来翻译后才恍然大悟，大家都笑痛了肚子！原来该吃的果皮没有吃，不该吃的果仁倒都吃了。难怪嘴唇、舌头麻木了半夜，都是自以为是惹的祸。（林钢供图）

一棵苋菜"树"

身处异域他乡，时常能与新奇和意外不期而遇，这让队员的生活充满了快乐和美好记忆。

这棵"树"绝大多数人肯定都没有见过。它近3米高，几乎与屋檐齐平，枝繁叶茂，每一个枝头都开着一朵粉红色的花。猜不出来吧？这是一棵苋菜！

原来，1992年，第十四期援桑医疗队奔巴队员在宿舍的窗前撒了一点从国内带来的苋菜种子，每天浇水、除草、松土，精心呵护。这些苋菜的大小、颜色和国内吃的苋菜没有任何差别，到1993年雨季来临前，它们基本被队员们吃光了。可是，就有这么一棵苋菜，也许因为它当时太小，没人注意到它，结果侥幸地成为"漏网之鱼"。

奔巴的雨季，雨几乎天天下。各种植物都是随雨而长，谁的生命力强，谁就长得快、长得大、长得高。队员们最喜欢的青菜和其他一些蔬菜，种下后，往往因竞争不过生命力顽强的野草而难以长大。所以，雨季也是医疗队最缺蔬菜的时候，只有丝瓜这种藤蔓类蔬菜，因向高处攀爬而能勉强生长。雨后，队员们发现窗前这棵苋菜长高了，可因为只有一棵，还不够烧一锅汤，所以谁也没有过多关注它。

一天，大家无意中看到这棵苋菜长得都快齐膝盖高了，接着，越长越快的它10天后超过了人的膝盖，20天后快到大腿处，一个月后已经齐腰……一个雨季还没有结束，它竟然长得几乎和屋檐一样高了！

长得这么大、这么高的苋菜，还能吃吗？医疗队的厨师心中没有数，就悄悄剪了一根枝条，先把菜叶一片片摘下来，烧成一锅汤。中午，队员下班回来，喝上一口，都觉得苋菜汤的味道特别鲜美可口。此后，队员们隔三岔五地剪些枝条烧苋菜汤。

就是这棵无人问津的小草般的苋菜，以它顽强的生命力和野草竞争，在自然条件恶劣的雨季茁壮成长成一棵苋菜"树"，也帮助医疗队度过了非洲雨季后最困难的"无蔬菜期"。（林钢供图）

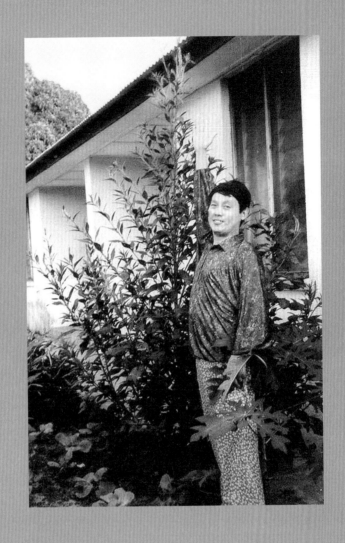

　　一棵生命力顽强的苋菜"树"就这样久久地埋在医疗队员记忆深处。队员们体会的不仅仅是苋菜汤的味道，还有人生的真谛和生命的顽强。

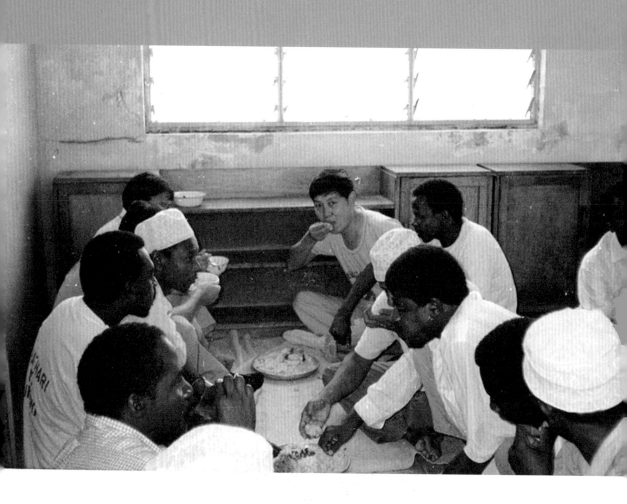

一起来吃手抓饭

　　手抓饭，以米、土豆、牛肉或鸡肉块做成。聚餐时，大家席地而坐，五六个人围着一盆饭，用右手抓饭稍加揉捏后往嘴里送。边吃边聊，其乐融融。

　　吃手抓饭也有讲究，只能用右手，因为大家接触入口的东西都是用右手来完成的。吃每一口饭之前，右手都要在水盆里洗一洗，然后才能抓饭。用左手传递东西或碰别人都是不敬的表示。

　　1992年1月19日，第十四期援桑医疗队奔巴队员第一次受邀与众多的黑人朋友一起围坐在地上，用手在一个盆里抓饭吃。队员们起初还真有一点不习惯，吃得也有些勉强。但随着当地人礼貌地谦让队员们先来，看着一张张充满友善笑容的面庞，听着一句句热情的话语，队员们渐渐地放松下来，感觉越来越融洽，吃得越来越有滋味。（林钢供图）

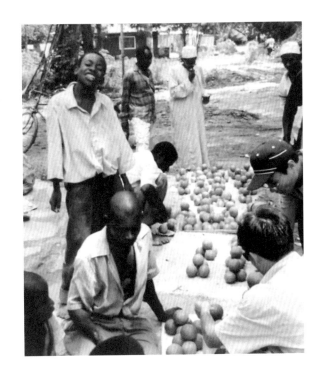

论堆卖的水果

　　在桑给巴尔，水果、蔬菜、鱼等都是论堆卖。此法简单、直观，你情我愿，体现公平。

　　上图：1993年3月，第十五期援桑医疗队员在市场买水果。（鞠泽生供图）

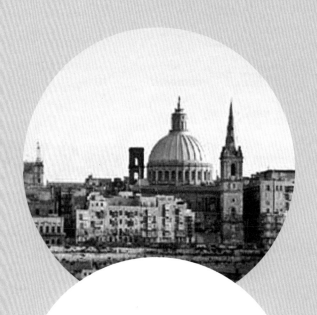

Malta
马耳他

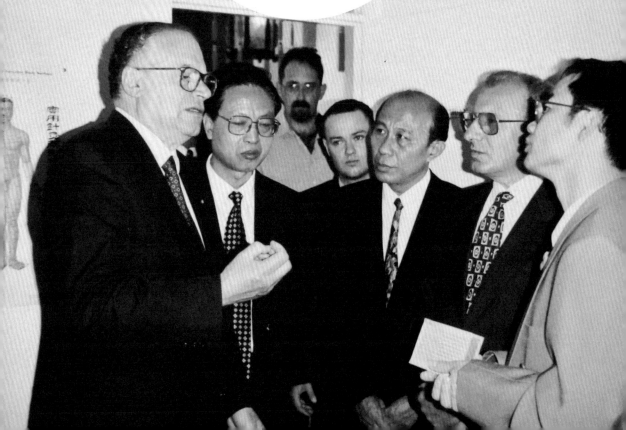

中医在马耳他

　　1972年，中国与马耳他建立外交关系。此后，双方高层互访频繁，尤其是马耳他总理明托夫曾于1972—1984年间5次访华，与毛泽东、周恩来、邓小平等老一辈领导人建立了深厚的感情，主张与中国全面合作。1984年8月，江苏省人民医院针灸科医生陈巩荪受聘于马耳他圣·卢克斯医院，他开创性地建立了马耳他公立医院第一个中医针灸诊室。1984年10月，江苏省人民医院医生陈家伟受聘担任马耳他圣·卢克斯医院内分泌科主任、马耳他大学医学院兼职教授。他出色的工作让马耳他医务界对中国医学发展留下了深刻印象。1986年5月，南京中医学院针灸医生李玉堂接替陈巩荪，在马耳他圣·卢克斯医院针灸科工作。中马卫生合作增进了相互了解，为中医进入马耳他打下坚实的基础。

总统的兴趣

　　左图：乌戈·米夫苏德·邦尼奇，1994—1999年担任马耳他总统，同时也是一位多产的作家，曾做过马耳他文学杂志的编辑。邦尼奇总统对历史悠久的中医以及蕴藏其中的深厚的中国文化颇感兴趣。1997年9月12日，邦尼奇总统专程来到地中海地区中医中心，与中国医生热烈讨论中西医文化上的差异。在讨论结束时，邦尼奇总统说：各种医学有自己的优势，相互融合，取长补短，一定能推动人类医学的进步。

地中海地区中医中心成立

1991年12月15日—1992年1月5日，卫生部、国家中医药管理局组团赴马耳他，商谈在马耳他合作建立中医中心并与马耳他达成一致意见，从此开启地中海地区中医中心规划建设的序幕。（乔文蕾供图）

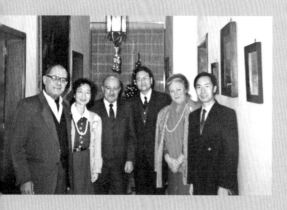

1991年12月29日，代表团与马耳他内政和社会发展部长约翰·理佐·诺迪合影。

地中海地区中医中心位于马耳他帕奥拉市，原为朝鲜驻马耳他大使馆。医疗队工作和生活主要集中于此。1994年4月14日正式投入使用。

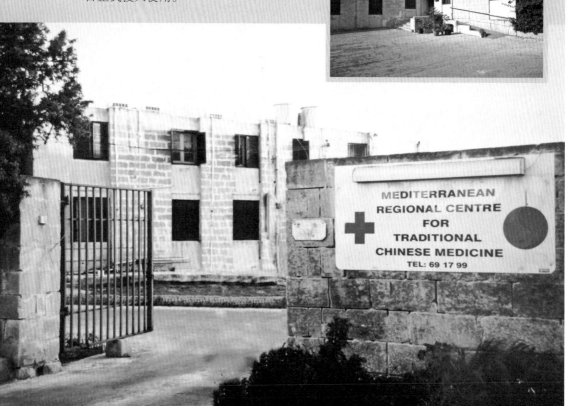

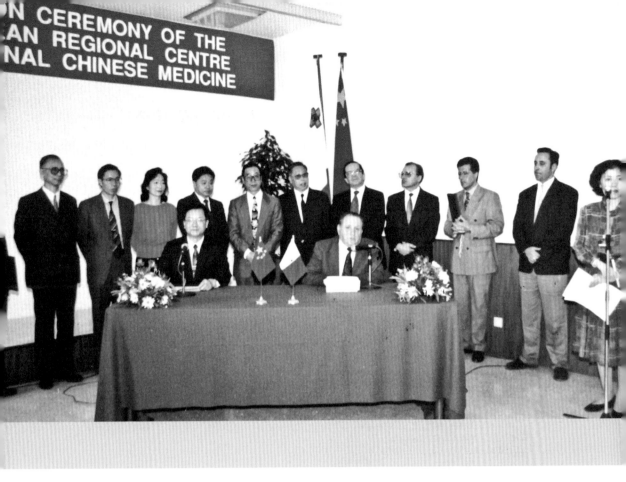

CEREMONY OF THE
AN REGIONAL CENTRE
NAL CHINESE MEDICINE

1994年4月14日，卫生部与马耳他内政和社会发展部在马耳他地中海地区中医中心共同签署《关于开展中医领域合作的协议》。（乔文蕾供图）

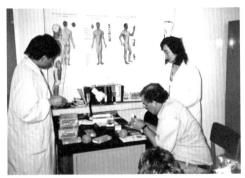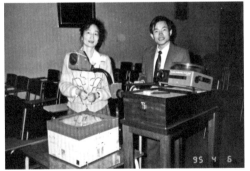

左图：自地中海地区中医中心建立以来，培训当地和来自欧洲其他国家的学员成为援马医疗队的主要任务之一。1994年，第一期援马医疗队员培训来自德国的学员。（乔文蕾供图）

右图：1995年，医疗队员在地中海地区中医中心培训教室。（乔文蕾供图）

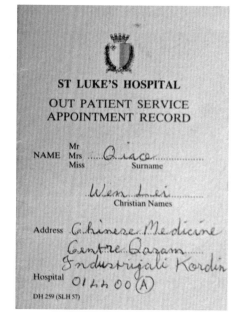

行医执照及其他

中国医生在马耳他的行医执照，1993年（乔文蕾供图）

中国医生在马耳他的居住证，1993年（乔文蕾供图）

中国医生在马耳他工作期间，享有当地免费医疗。1993年，队员在马耳他圣·卢克斯医院门诊就诊的预约卡。（乔文蕾供图）

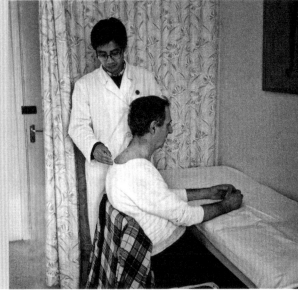

在诊室

　　地中海地区中医中心有3间诊室、7张诊疗床，诊室的门上写有队员的名字。

　　1993年，第一期援马医疗队员在自己诊室门前留影。（乔文蕾供图）

　　1997年，第三期援马医疗队员在诊治病人。（孙建华供图）

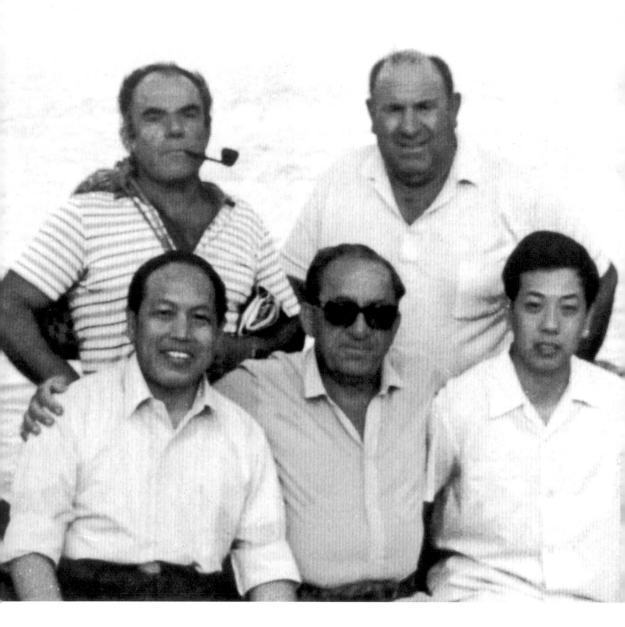

明托夫总理与中国医疗队

　　1984年，马耳他总理明托夫（前排中）因突发性耳聋影响听力，找到江苏派遣的针灸医生陈巩荪。经过一段时间的治疗，听力明显改善，明托夫非常高兴，邀请陈巩荪一起到海边散步。他拉着陈巩荪的手笑着说：你治好了我的耳聋，我来教你游泳吧。（陈巩荪供图）

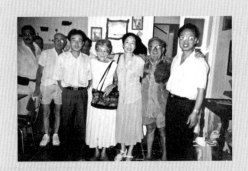

在中国医生众多的病人中，明托夫（右二）是最特别的一个。他既是马耳他著名的政治家，也是一位个性鲜明的老人。他相信中医，酷爱中国文化，喜欢与中国医生交流。1994年，第一期援马医疗队员应邀前往明托夫家做客，席间，与明托夫夫妇合影。随意的穿着，亲密的举动，汗流浃背的样子，无不体现这位老人与中国医生之间非同寻常的感情。（乔文蕾供图）

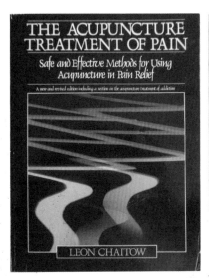
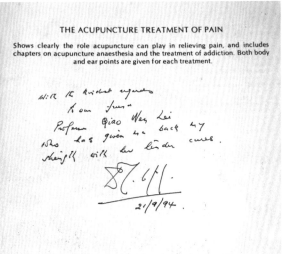

1994年9月21日，明托夫书赠第一期援马医疗队员，感谢中国医生为他解除腰疼顽疾。（乔文蕾提供）

难忘今宵

　　远在万里之外的马耳他，虽然少了许多美味佳肴，缺了亲人的陪伴，但团圆与欢笑依然温暖，因为医疗队是个大家庭。

　　下图：1997年2月7日，第二期援马医疗队员在驻地欢度春节。（吴云川供图）

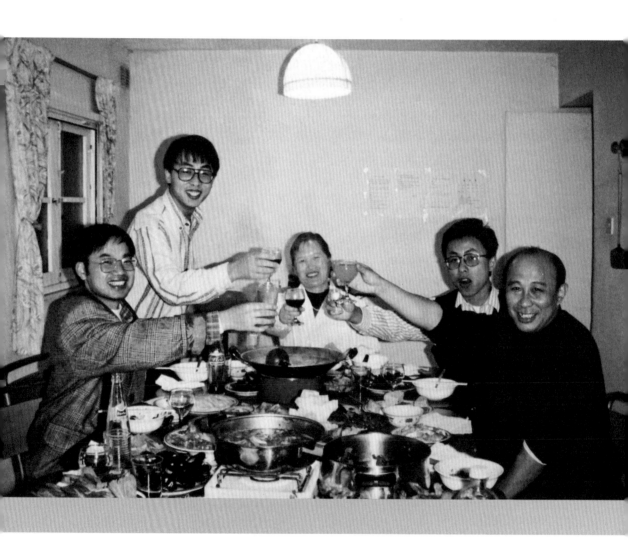

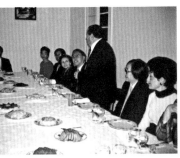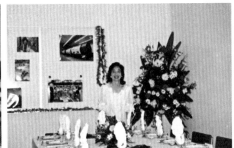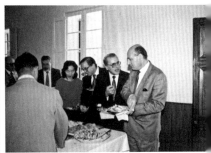

小礼堂里的答谢宴会

地中海地区中医中心一楼除了诊室外，还有一间小礼堂，平时是队员开展业余活动的地方，逢重大活动时也用作招待大厅。二楼为医疗队员宿舍，设有公共起居室、厨房、储藏室、会议室等。

上图（三幅）：1995年4月11日，第一期援马医疗队在小礼堂举办答谢宴会。（乔文蕾提供）

文化交流

小礼堂成为中马双方交流的重要场所。图为1995年，第一期援马医疗队员接受马耳他电视台专访时，在小礼堂展示中国的太极剑。

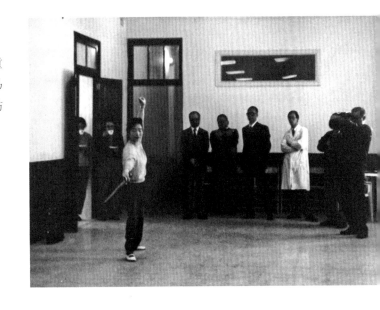

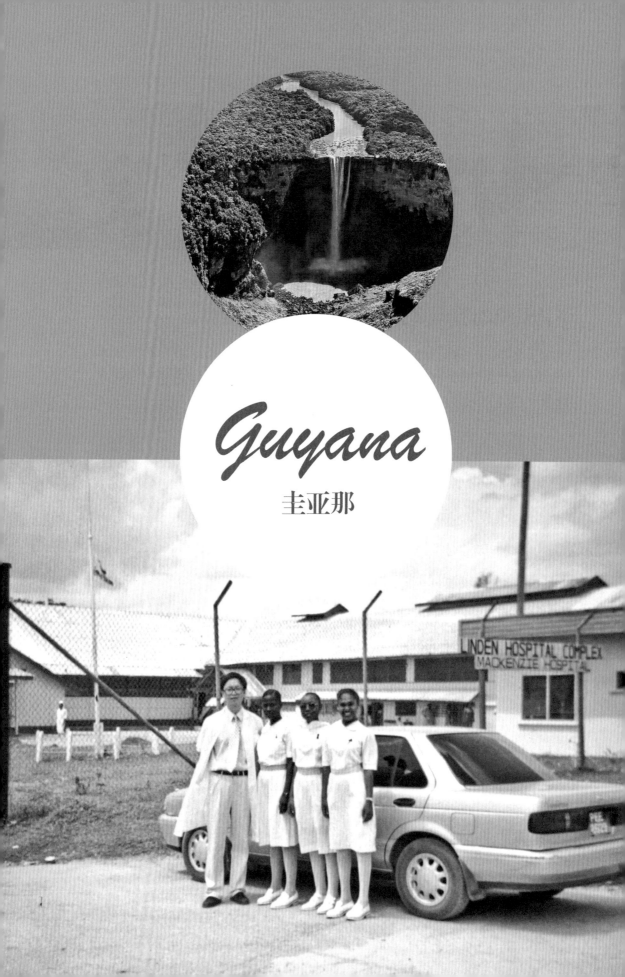

Guyana

圭亚那

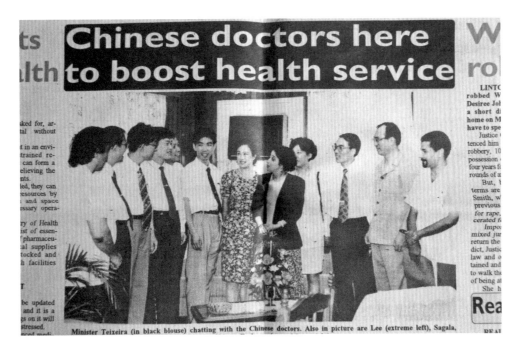

中国在南美洲的第一支援外医疗队

1993年8月5日，圭亚那主要报纸刊登大幅照片，报道圭亚那卫生部长特西瑞女士（着黑衣者）会见刚刚抵达的第一期援圭医疗队员。标题是：中国医生的到来将推动圭卫生事业发展。（王建中供图）

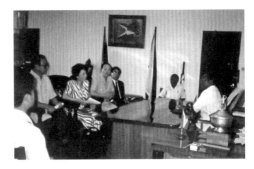

1992年8月，卫生部考察组与圭亚那总理兼卫生部长格林商谈向圭亚那派遣中国医疗队事宜。

林登医院

圭亚那林登医院，援圭医疗队工作的医院之一，是林登地区最大的公立医院，拥有床位90张，设施设备十分简陋。

左图：1998年，第三期援圭医疗队员与当地护士学校学生在林登医院大门前合影。（任泽强供图）

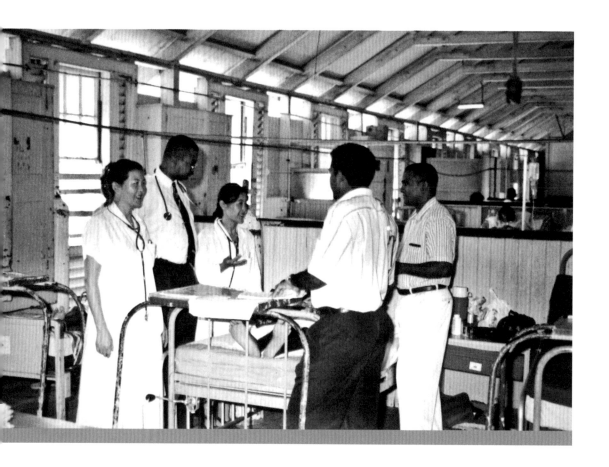

乔治敦医院

　　圭亚那乔治敦公立医院是圭亚那最大的公立
综合性医院，拥有床位近600张。图为1998年，
第三期援圭医疗队员在乔治敦公立医院大开间病
房查房。（陈玉玲供图）

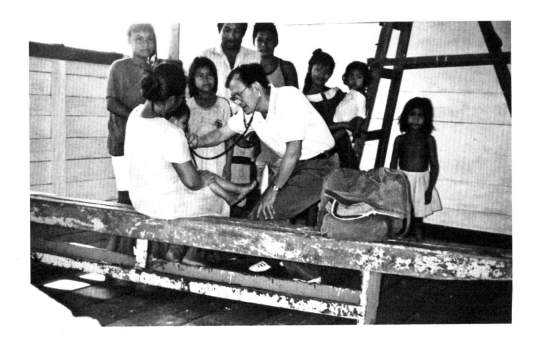

下乡义诊

援圭医疗队一到圭亚那，就开展了多种形式的医疗服务。由于圭亚那经济欠发达，缺医少药现象非常普遍，尤其是交通不便的偏远地区、丛林地带，当地人很少能得到便捷医疗服务。下乡义诊成了每期医疗队的任务之一，也是最受当地人欢迎的活动。

上图：1995年5月13日，第一期援圭医疗队员为住在丛林中的印第安人看病。（赵鑫如供图）

交流与合作

在乔治敦医院，还有来自其他国家的医护人员。办公室、病房成了大家交流经验和医术的重要场所。

右图：第三期援圭医疗队与其他国家医生在病房交流治疗经验。（陈玉玲供图）

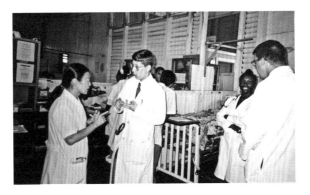

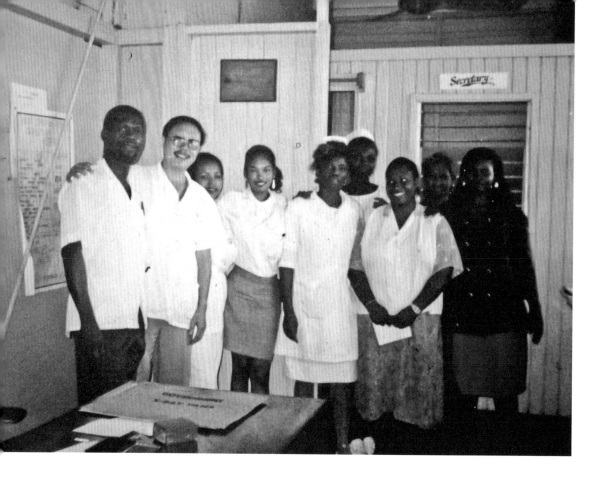

打成一片

在不长的时间里，中国医生很快就与圭亚那的同事打成一片。

上图：1993年10月，第一期援圭医疗队员与同事交流。（王建中供图）

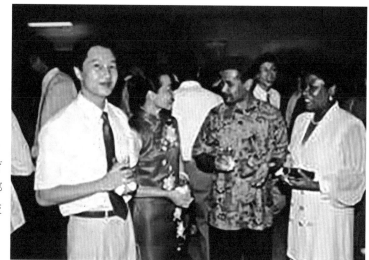

第一期援圭医疗队员与圭亚那卫生部首席医务官夫妇交谈，1994—1997年。（闻浩供图）

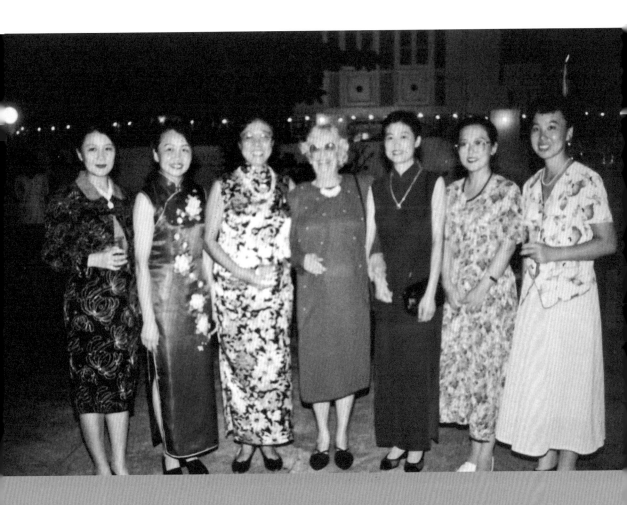

交相辉映的美丽

　　中国旗袍和西式长裙,不同文化的代表,在遥远的圭亚那共同呈现美丽与优雅。文化就在无声无息中交融、传递、互相影响,在争奇斗艳中让世界更精彩。1995年9月30日,第二期援圭医疗队与圭亚那总统切迪·贾根的夫人珍妮特·罗森堡·贾根合影。珍妮特·罗森堡·贾根于1997—1999年担任圭亚那总统。夫妻同为国家元首在圭亚那的历史上绝无仅有。(袁志兰供图)

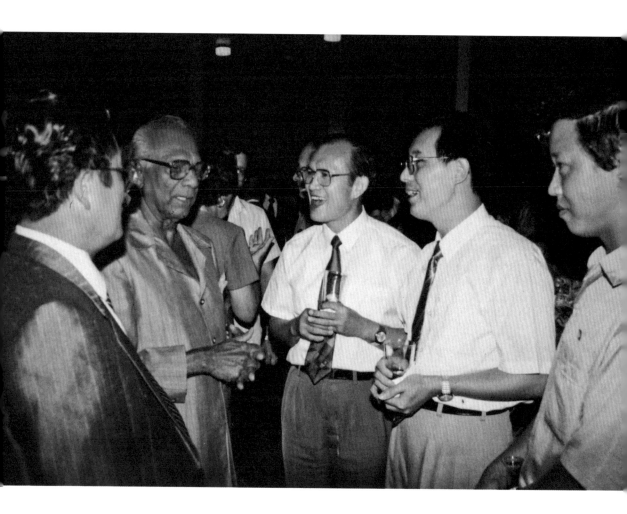

总统与中国医生

1994年10月1日，在中国驻圭亚那大使馆国庆招待会上，圭亚那总统切迪·贾根（左二）与第一期援圭医疗队员亲切交谈。（赵明供图）

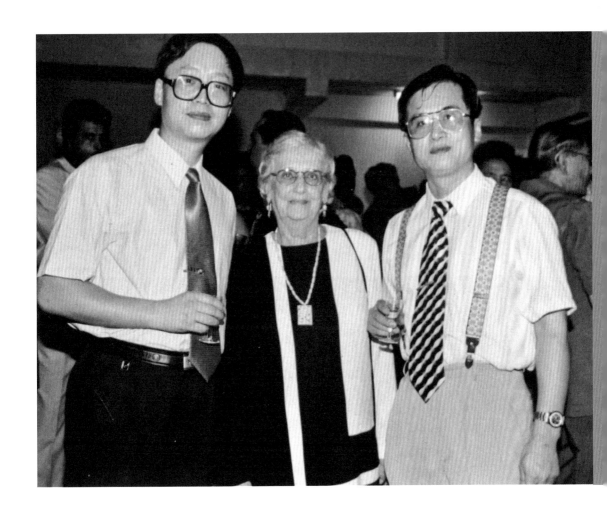

　　每次中国驻圭大使馆举行国庆招待会，圭亚那总统或总理等高官都会参加，并且会特意同中国医生交谈，关心队员在圭亚那的生活和工作情况。1998年9月30日，圭亚那总统珍妮特·罗森堡·贾根与第三期援圭医疗队员合影。（王春祥供图）

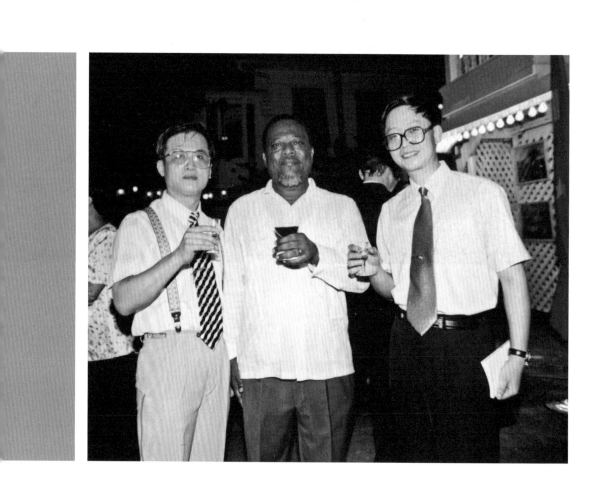

海因兹总理（中）是中国医疗队的老朋友。

上图：第三期援圭医疗队员与海因兹总理合影。（任泽强供图）

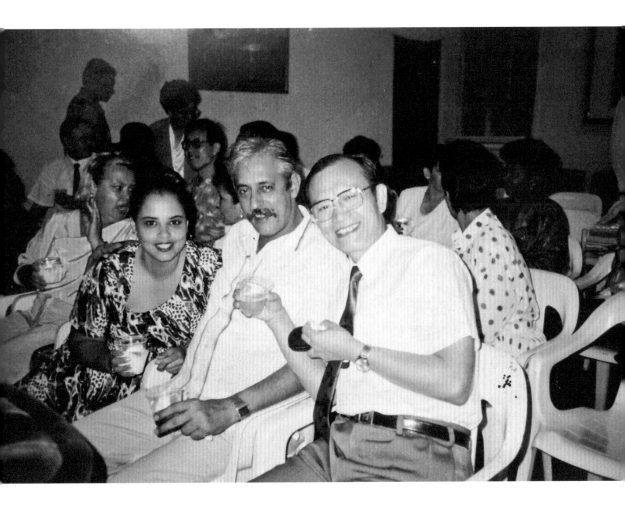

古巴医生，我的朋友

在圭亚那不仅仅有中国医疗队，还有来自古巴、美国、加拿大、德国等国家的医疗队和志愿者。在共同为圭亚那人民提供健康保健服务的同时，技术切磋与交流自然成了大家交往的重要内容和桥梁，相互间常常因此建立深厚的友谊。

上图：1994年12月6日，中国驻圭亚那大使馆举行活动，第一期援圭医疗队员与古巴医生合影。（赵鑫如供图）

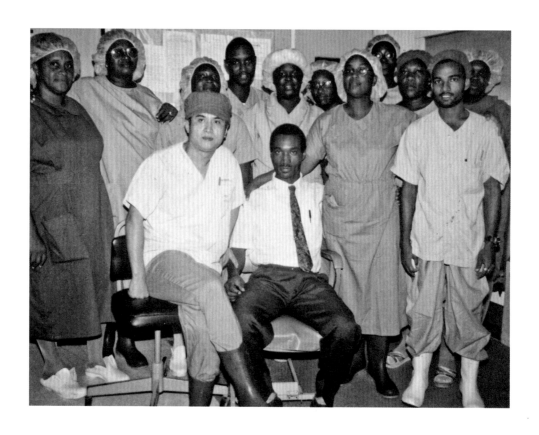

肩并肩的战友

　　在并肩救治圭亚那患者的过程中，中国医生与圭亚那医护人员之间建立了深厚的感情。2000年6月，临回国前最后一台手术后，第三期援圭医疗队员与林登医院手术室的医生和护士依依惜别。（王春祥供图）

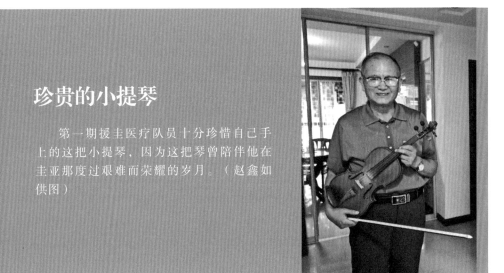

珍贵的小提琴

第一期援圭医疗队员十分珍惜自己手上的这把小提琴，因为这把琴曾陪伴他在圭亚那度过艰难而荣耀的岁月。（赵鑫如供图）

欢度春节

每逢国庆、中秋和春节等重大节日，驻圭亚那大使馆都邀请援圭医疗队员去大使馆共度佳节。驻外使领馆就像医疗队的家一样，让远在海外的队员们感到温暖。2000年春节，第三期援圭医疗队应邀参加大使馆组织的春节联欢会，表演的节目是藏族歌舞。（王春祥提供）

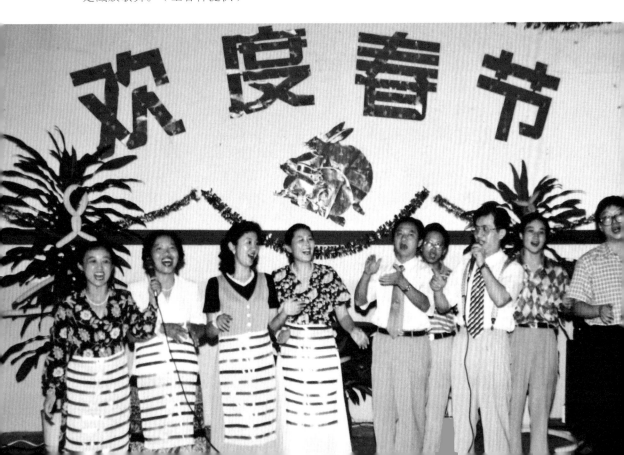

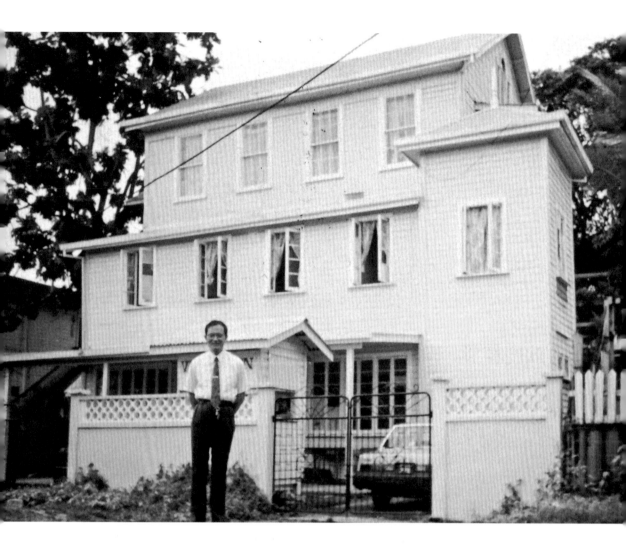

乔治敦驻地

　　1993年7月30日，第一期援圭医疗队一行8人抵达圭亚那首都乔治敦。这是中国向南美地区派出的第一支援外医疗队，它翻开了中国与南美国家卫生合作的新篇章。医疗队分在首都乔治敦公立医院和距离首都60公里左右的林登地区医院工作。刚刚抵达驻地的医疗队发现，宿舍冰箱里只有一点米、一点面包、咖啡和牛奶，自来水全是铁锈色，队员们就用这点米、这样的水完成了到圭亚那后的第一顿饭——"咖啡色"稀饭。创业就这样艰难地开始了。第一期援圭医疗队乔治敦驻地原为圭亚那政府办的预防接种中心。医疗队住在2—3楼，据说楼房木质极好，钉子很难钉进去。（赵鑫如供图）

住在乔治敦

1993—1995年，第一期援圭医疗队员在乔治敦驻地餐厅和厨房。（赵鑫如、赵明提供）

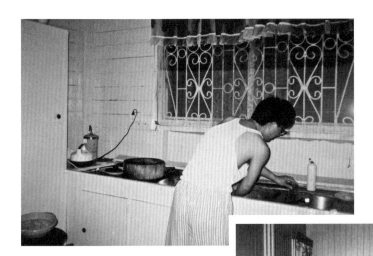

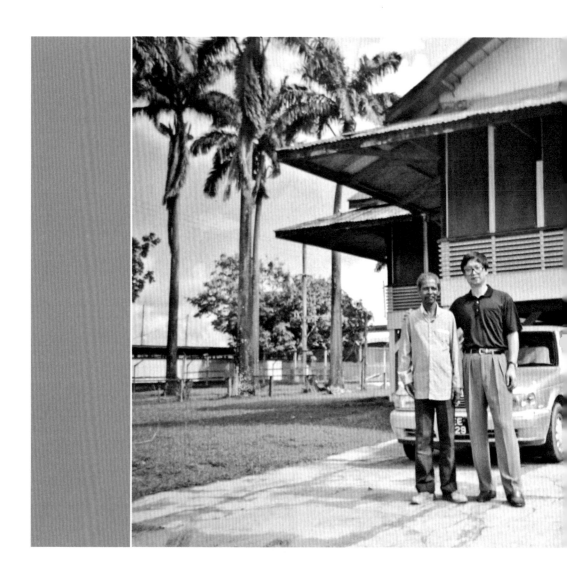

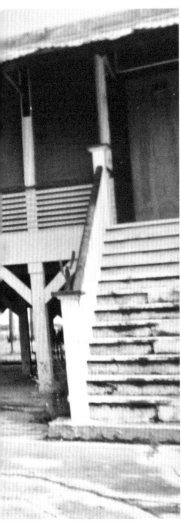

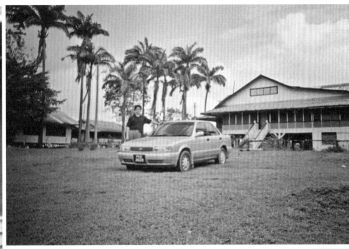

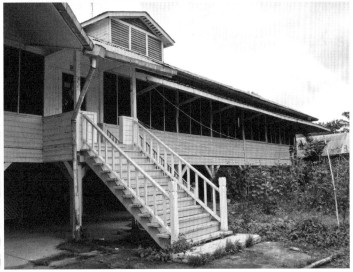

林登驻地一瞥

　　1993—2013年的援圭医疗队林登点驻地，原是一家当地的俱乐部用房，圭亚那卫生部为中国医生租用。

　　上图（三幅）：1998—2000年援圭医疗队员拍摄的林登医疗队驻地。（任泽强供图）

住在林登

第三期援圭医疗队林登点宿舍内景，1998—2000年。木地板、全实木家具体现圭亚那木材资源十分丰富。（任泽强供图）

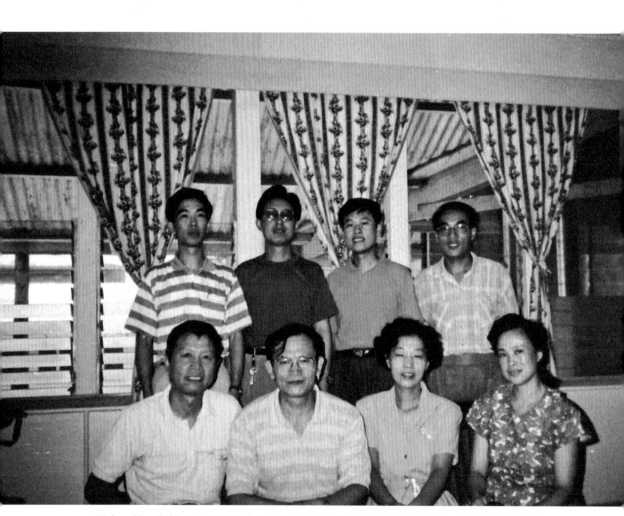

周末，第一期援圭医疗队乔治敦点队员到林登看望林登点的队友。（赵鑫如供图）

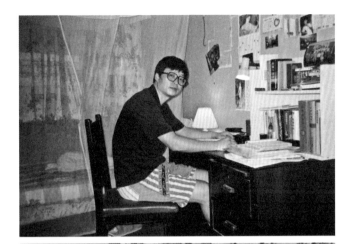

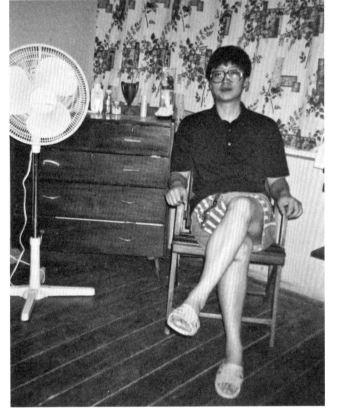

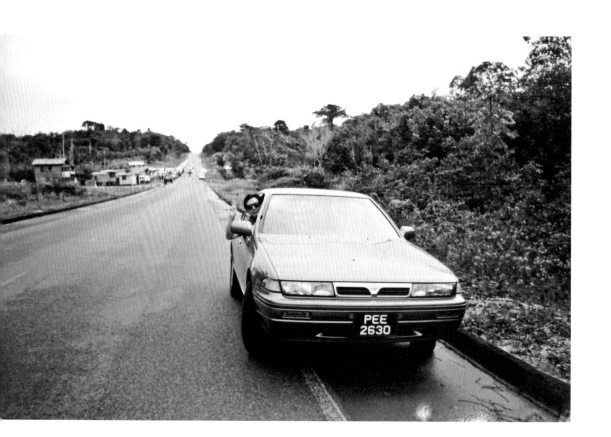

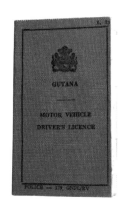
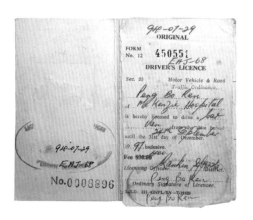

出行有车

　　为确保医疗队员上、下班，尤其是夜间急诊出诊的安全，车成了医疗队的必需品。此外，出门办事，买菜、购物等，车又成了队员的好帮手。

　　上图：1994年，援圭医疗队第一辆汽车，以及圭亚那当地警察局给医疗队员颁发的驾照。（赵明、彭博仁供图）

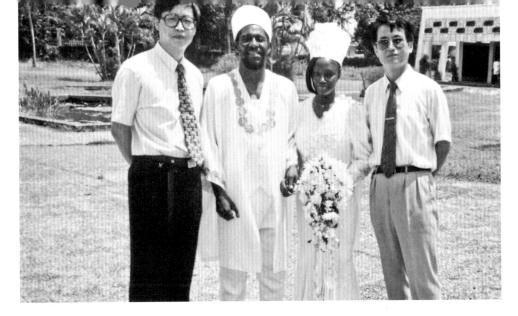

分享甜蜜

　　婚礼是一对新人一生中最重要的时刻，亲朋好友的见证自不可少。不一样的婚礼，一样的幸福体验，队员与新人们一起分享甜蜜时刻。图为第三期援圭医疗队员参加当地人婚礼。（任泽强供图）

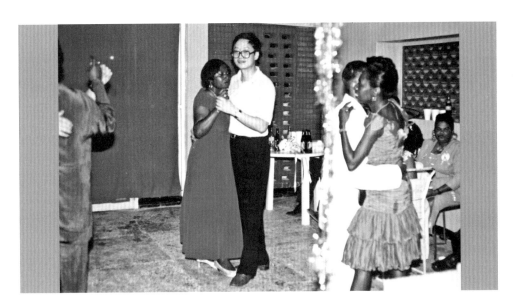

舞会

　　舞会起源于西方，是人们日常生活常见的一种社交形式，借以彼此了解，增进感情。图为1999年，第三期援圭医疗队员参加当地人的舞会。（任泽强供图）

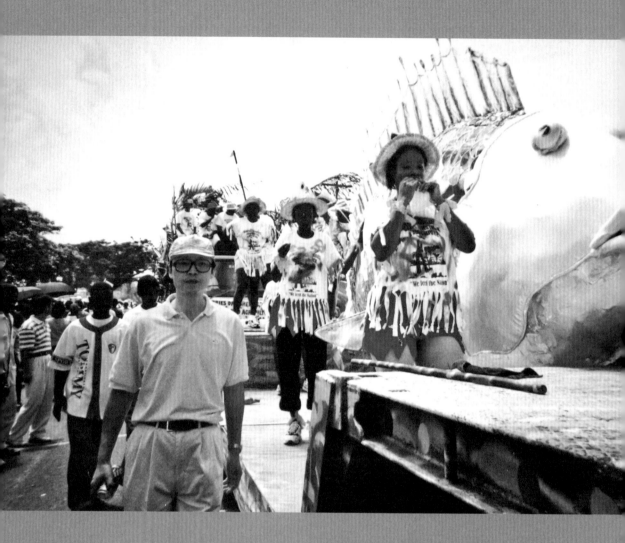

一起来狂欢

　　每年的2月23日是圭亚那的国庆日，也是圭亚那的狂欢节。当天一般有盛大的花车巡游，人们载歌载舞欢庆自己的节日。2000年2月，第三期援圭医疗队员感受圭亚那狂欢节。（任泽强供图）

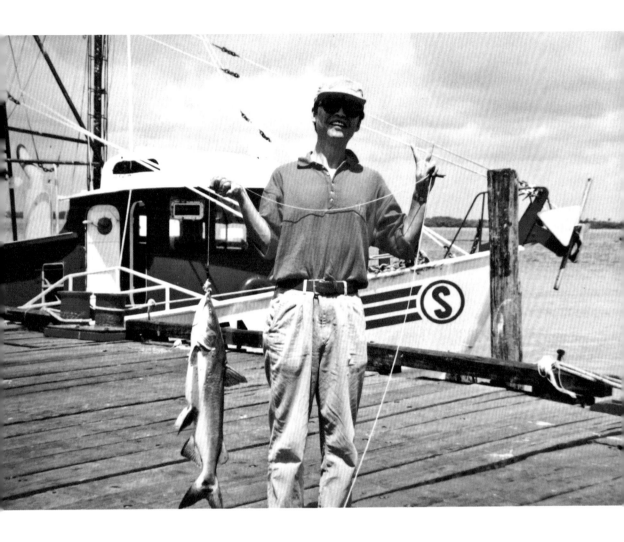

钓鱼的乐趣

　　圭亚那河流密布，主要河流有埃塞奎博河、伯比斯河和德姆拉拉河。圭亚那鱼类资源丰富，有世界上最重的淡水鱼——巨滑舌鱼，也有凶猛异常的食人鱼，还有许多叫不出名的鱼。在圭亚那，置身原始而静谧的大自然，垂钓就成了队员们最大的乐趣。

　　上图：第三期援圭医疗队员展示钓鱼成果。（王春祥供图）

主题故事 » 援外，全家总动员

　　援外医疗队员远赴国外开展工作，离不开家人的理解和支持。"一人援外，全家援外"是队员和队员家属们常挂在嘴边的一句话。

　　一些援外医疗队员家属在理解和支持队员的过程中，渐渐受到感染和鼓舞，后来也加入到援外医疗的行列中来。夫妻援外、父子援外、姐妹援外，大爱在小家庭中接力与传承。

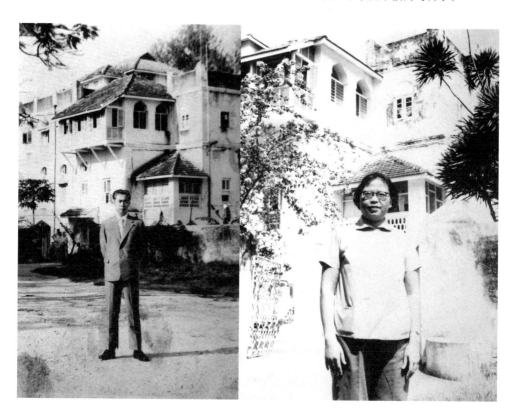

援外"夫妻档"

　　在援外名册里，有几对夫妻的名字。

　　茹佩英，第四期援桑医疗队员，1971年10月—1974年1月在桑给巴尔执行援外医疗任务；阎仁俊，第七期援桑医疗队员，1977年12月—1980年2月在桑给巴尔执行援外医疗任务。（茹佩英供图）

　　援外"夫妻档"还有：韩祖斌与张桂珍、张祖苟与朱丽霞、黄达明与顾松筠等。

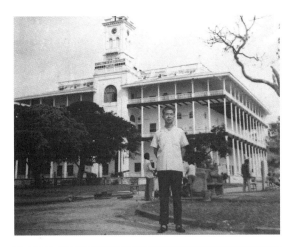

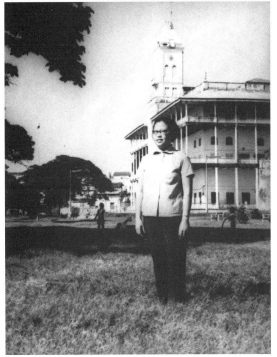

　　茹佩英、阎仁俊夫妇的援外颇有些浪漫的味道。妻子茹佩英喜欢照相，1971—1974年援外期间拍了不少照片。也许是受妻子援外的影响，阎仁俊在1977—1980年也参加援桑医疗队。他在出发前就跟妻子商量好："你以前在桑给巴尔留过影的地方，我也要去拍个照。"就这样，阎仁俊带着对妻子的真挚情感，奔赴桑给巴尔，踏着妻子曾经留下的足迹，努力寻觅着属于他们的爱的痕迹。即便是天各一方，他们也未曾感觉到孤单和寂寞，因为他们的心从未分开过。

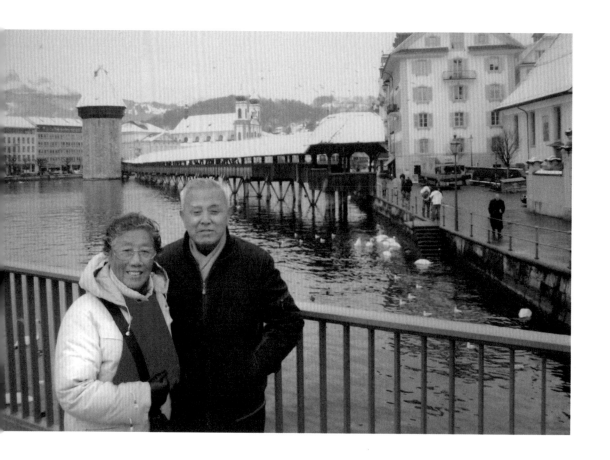

夫妻三度援外

　　黄达明，第六期、第十三期援桑医疗队员，分别于1977—1979年和1989—1991年赴桑给巴尔执行援外医疗任务；顾松筠，第九期援桑医疗队员，于1981—1983年赴桑给巴尔执行援外医疗任务。

　　一人参加一次援外就很不容易，夫妻俩三次援外，前后6年，对家庭，尤其是对孩子来说，又是怎样的割舍。舍小家为大家，说起来容易，做起来不轻松。面对国家利益，他们选择了承担，义无反顾地走上援外一线。或许是援外让他们感受到多姿多彩的异域文化的魅力，或许是他们在非洲领悟到人生的意义其实在路上，回国后，夫妻俩一直"周游列国"，至今已去过30多个国家。

　　上图：2009年，黄达明、顾松筠摄于瑞士卢塞恩。（黄达明供图）

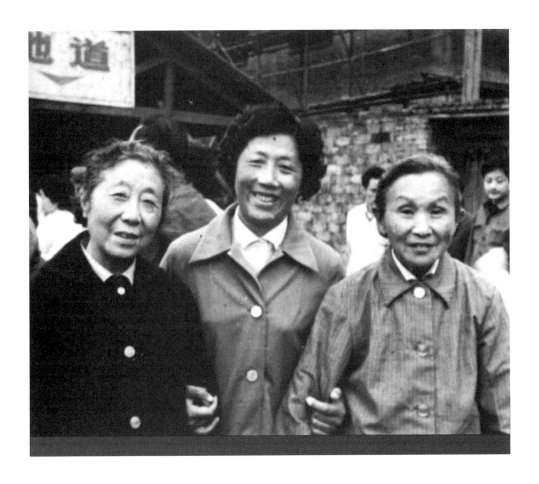

三个女人，一样情怀

　　1981年6月，第九期援桑医疗队启程赴桑给巴尔。队员顾松筠的母亲和婆婆到苏州火车站送行，在车站的地道入口，要分别了，顾松筠挽着两位老人留影。中国有句俗话说"三个女人一台戏"，而这三位女性唱的是一出爱国的大戏。在她们微笑的脸庞上，写满坚定和爱的力量。（顾松筠供图）

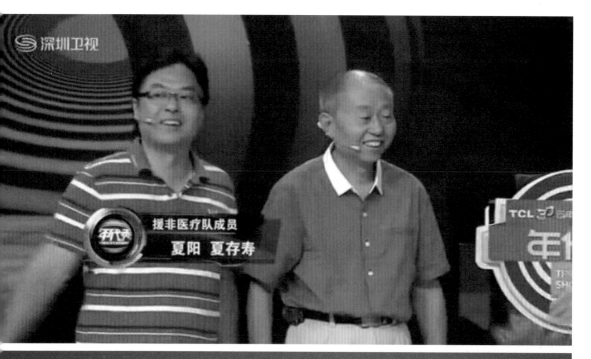

援外"父子兵"

　　1991年5月，夏存寿参加了第十四期援桑医疗队。时隔18年，2009年6月，夏存寿的儿子夏阳参加第二十三期援桑医疗队。父子两代人先后援非，不一样的年代，一样的事业，一样的奉献，书写非凡人生。共同的援外经历，也为夏家形成责任与奉献的"家风"。2012年8月24日，作为特邀嘉宾，夏存寿、夏阳参加深圳卫视《年代秀：援非医生　大爱无疆》主题节目。（夏阳供图）

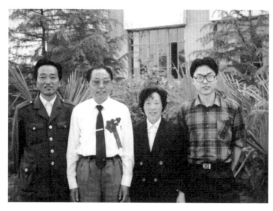

　　1991年5月，夏存寿出征前与妻儿的合影。52岁的夏存寿以其实际行动，为医学院即将毕业的儿子上了一堂有关人生意义的生动一课。（夏阳供图）

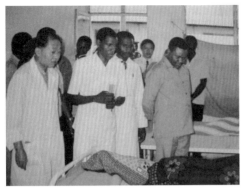

1993年，桑给巴尔总统阿穆尔（右一）视察奔巴阿卜杜拉·姆齐医院。第十四期援桑医疗队员夏存寿陪同视察。（夏存寿供图）

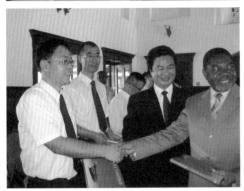

2011年6月，桑给巴尔总统谢因与第二十三期援桑医疗队员夏阳亲切握手。（夏阳供图）

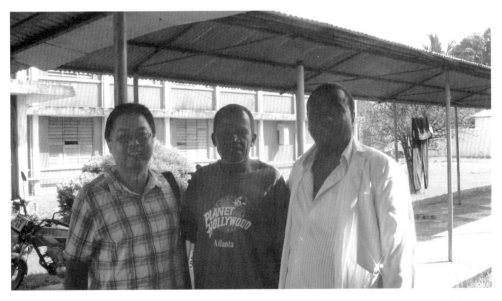

2010年12月27日，夏阳专程从桑给巴尔岛赶到奔巴岛，看望父亲夏存寿当年带教的奔巴学生和同事，并与他们合影留念。

谈起援桑经历，夏阳说："作为一名老援非医疗队员的后代，能到父辈工作战斗过的地方，一直是我的梦想！选择了医生这个职业，就选择了奉献！"（夏阳供图）

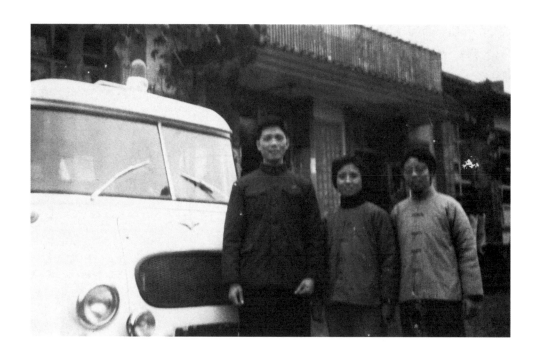

援外"姐妹花"

　　1969年12月的一天，一辆医院的救护车将即将远行的第二期援桑医疗队员杨景文送到镇江火车站，妹妹杨智文随同送行。在车站姐妹相对无语，又一切尽在不言中，合影成了此刻最好的表达。有人说：世间很多事与年龄无关，姐妹是这个世界上最温柔的力量。1983年5月，妹妹杨智文也毅然参加了第十期援桑医疗队，奔赴非洲。这一次姐妹俩没有留下送行的照片，但精神与力量在延续，爱的接力在无声中完成。姐妹俩在非洲共同书写"无疆大爱"。

　　如今，姐妹俩分别生活在上海和镇江，聚少离多，但每次重逢，闲谈中总少不了非洲，因为那是她们共同挥洒青春和汗水的地方。

　　右图：2013年12月，姐妹俩在镇江再聚首。

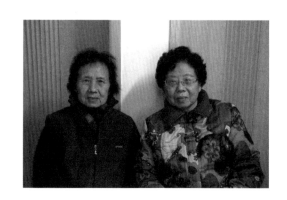

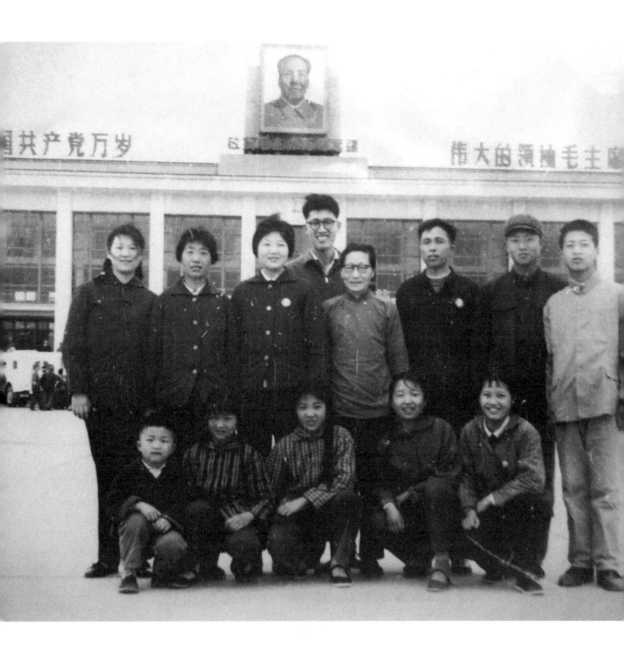

依依送别

　　1970年4月4日，南京火车站，第三期援桑给巴尔医疗队员林玉霞全家为林玉霞送行。
依依不舍是自然的，但一人援外，全家光荣。

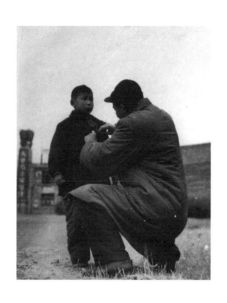

家中"奶爸"

援外医疗队员在外最牵挂的就是家人，孩子则是思念的核心。家里寄来的信件、照片成了百看不厌的"珍品"，队员们总是仔细端详，反复品读。照片上哪怕是一丁点的变化，也会让队员心潮起伏，回味无穷。第二期援桑医疗队员陆启珍的丈夫平时不太会做家务，也不太会照顾孩子，但在寄来的部分家庭照里能看出他已担负起孩子妈妈的重任。真是一人援外，全家援外。（陆启珍供图）

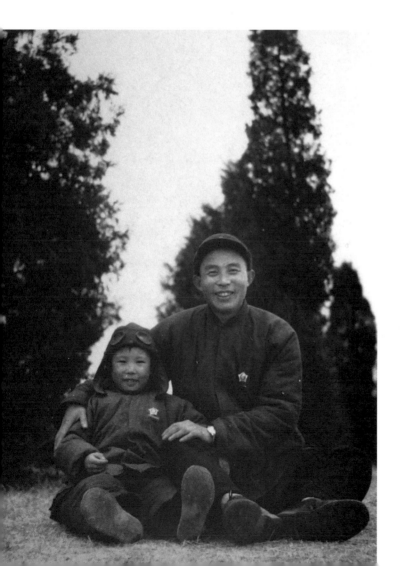

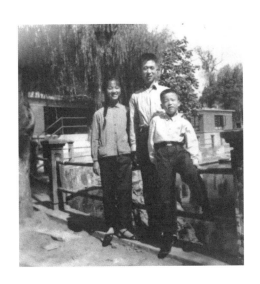

找妈妈

　　孩子是每位队员最温馨的牵挂。茹佩英援外期间，最担心的就是特别调皮的儿子阎晓俊。1973年的一天，医院保卫科来家里告状，说阎晓俊爬上了医院近30米高的烟囱。孩子回家后，父亲阎仁俊严厉地教训了一番。当被问到为什么爬烟囱时，孩子说："爸爸你不是常说登高望远嘛，我爬上烟囱，是想看看在非洲的妈妈。"40年后，两位老人再次谈及此事，依然激动不已。

　　上图：阎仁俊与孩子的合影。（茹佩英供图）

　　下图：调皮的儿子。（茹佩英供图）

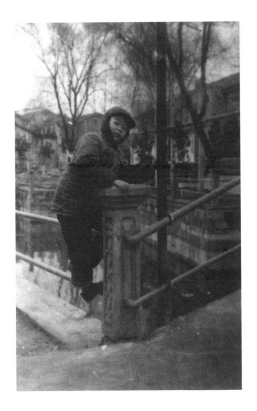

相拥在异国他乡
——援外医疗队员家属探亲记

    对于身在海外两年的援外医疗队员来说，最苦的事是想家和思念亲人。自2008年起，江苏省出台援外医疗队探亲政策，允许在援外的两年时间里，队员配偶及子女赴国外探亲一次，医疗队员可回国探亲一次。此举受到医疗队员及家属的热烈欢迎。

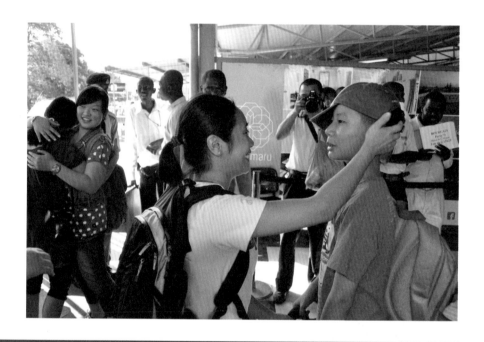

    2012年8月，第二十四期援桑医疗队员家属抵达桑给巴尔机场时的幸福情景。医疗队员周丽屏的儿子已经同她一般高了，母亲爱怜的泪水模糊了视线，腼腆的儿子深情地凝望着一年多来梦里千百回出现的脸庞，似有千言万语，却不知从何说起。

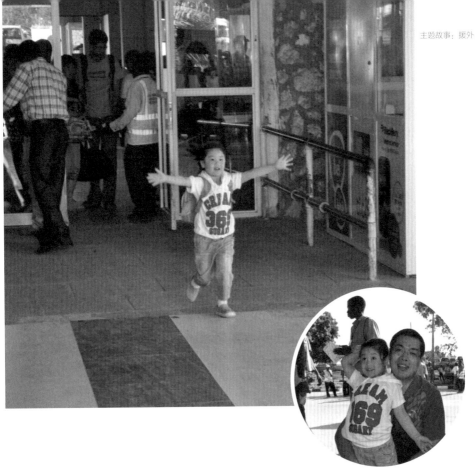

　　一出桑给巴尔机场，见到久违的亲人，女儿不顾一切地扑向爸爸。爸爸的怀抱是那样的温暖和安全，亲情在久别重逢中炽热起来，弥漫开来，融化了队员思乡之苦，一切都在笑容里变得甜美无比。

　　上图：2012年7月，第二十四期援桑医疗队员家属探亲。（李怀奇供图）

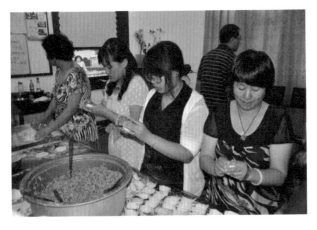

　　包饺子，在国内是再平常不过的了。但是，在分别了一年后，全家人团聚在异域他乡，一起包顿饺子，就显得是那样的弥足珍贵，意义非凡。专注的神情似乎在说，她们要把所有的思念和爱包裹在饺子里，融化在心里，直到永远。

　　左图：2012年7月，第二十四期援桑医疗队员及家属团聚在桑给巴尔，一起包饺子。

回家的感觉真好
——援外医疗队员回国探亲

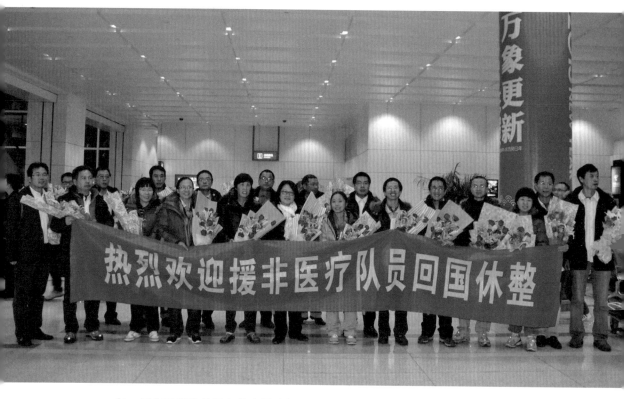

  家，援外医疗队员最向往和最牵挂的地方，那里有他们的亲人，有温暖，有希望，有未来。队员们说：世上再美的风景，都不及回家的那段路。

  上图：2013年春节前夕，第二十四期援桑医疗队员回国探亲。

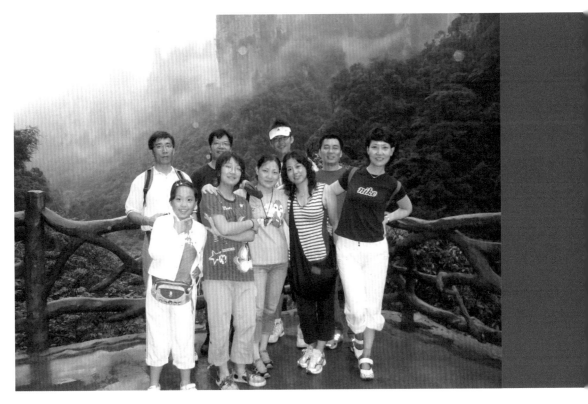

2007年6月29日，江苏省第七期援圭医疗队员回国探亲期间与家人一起游历祖国的大好河山。

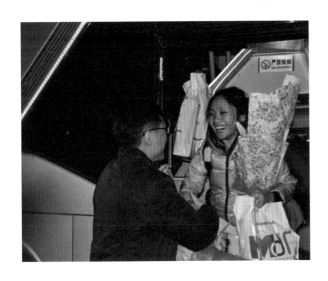

家人永远等待着你们的回来。

追逐梦想 携手同行

2001年1月1日，人类社会前进的航船驶入21世纪的新航程。推进和平与发展的崇高事业，创造一个各种文明共同进步的美好的世界，成为世界各国人民的共同愿望。

　　进入新世纪，世界变得多极，更是多彩。中国的发展日新月异，国力不断增强，国际地位日益提高。

　　人的全面发展在中国获得前所未有的推动。援外医疗队员以开放、合作以及自信的新姿态，在双边、多边交流的舞台上，尽情展示自己的才华；在融入中国和世界发展的同时，努力追逐中国梦，实现自身的价值，展示作为中国人的骄傲与自豪。

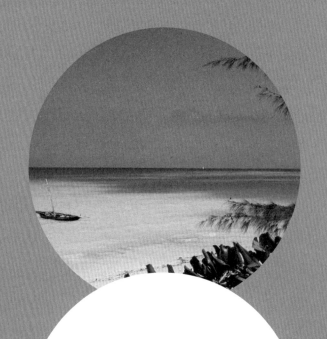

Zanzibar

桑给巴尔

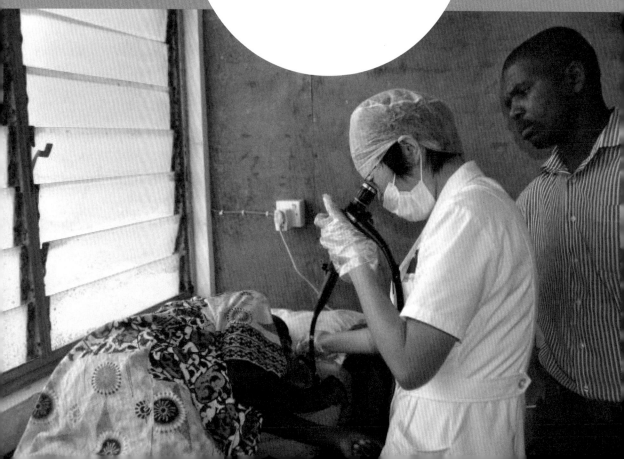

不删的短信

　　和谐的医患关系是我们这个时代医患双方一个共同而又强烈的期待。对于援外医疗队员来说，受援国充满信任和温馨的医患关系，让他们终生难忘。

　　第二十四期援桑医疗队员史肖华说，刚到非洲时，感觉病人和家属对医生抱有绝对的信任和尊重，尽管放心地做任何治疗。即便有时病人因抢救无效死亡，家属仍很感激中国医生，因为他们认为，如果医生救不了病人，那只有真主去帮助他们了。据史肖华回忆，有一天，一位老年女性脑血管病患者到医院就诊，她的儿子是达累斯萨拉姆市一家有名的私立医院的内科医生。他说："最初这名内科医生对我的诊断和治疗还持有保留态度，但经过两周的全力治疗后，病人恢复得很快，这名内科医生逐渐信任我。但不幸的是，临出院前一天，出了一些意外，病人最终死亡。家属很平静，并没有指责医护人员，而患者远在达累斯萨拉姆市的儿子在得知母亲去世的消息后，第一时间给我发来了短信，让我感慨和感动不已。"他一直没删除这条短信："BibiShi, I really thank you for your great lovely support to my mother. Very unfortunately she passed away half an hour ago. Be blessed all. Regards. Dr.Ramadhan."

　　史肖华说："桑给巴尔的病人非常可爱。我每天上午都是先去病区，查完房后再去门诊，有时因为病房里病人多，查完房已经是10点钟了。门诊往往已等候了不少病人，有些病人甚至是一大清早就乘小公交车从距我们这里有两三小时车程的维特镇赶来，他们都静静地等候在门诊室外，不用拿号、不用人维持秩序，他们会很自觉地依次走进诊室，即便是我来晚了，或者中途去病区给病人做治疗去了，他们也不会上前过问，甚至连一句怨言也没有。平时，不管是晚饭后散步，还是周末去街上闲逛，好多我们曾接诊过的病人或家属都会很热情地和我们打招呼。我们买东西时为我们做翻译，在路上时让我们搭车，邀请我们去他们家里玩。在奔巴真正能让我们感觉到作为一名医生的自豪和快乐。"

　　左图：第二十四期援桑医疗队奔巴队员在为当地患者做消化内镜检查。

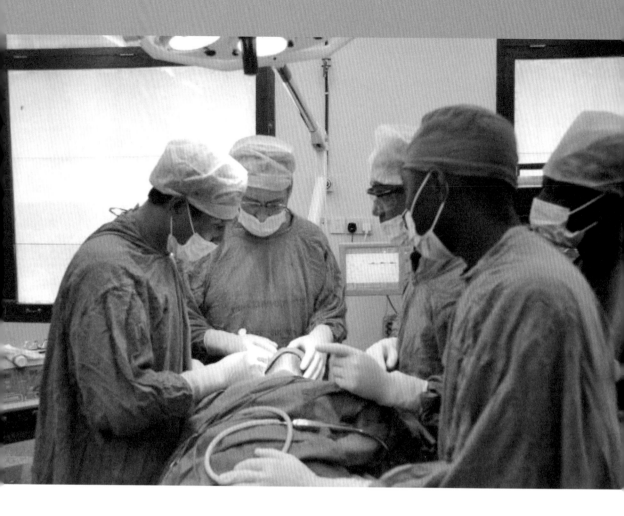

多国医生联合手术

　　2012年7月30日，纳兹摩加医院副院长诺佛来到第二十四期援桑医疗队员驻地，请求中国耳鼻喉科医生和麻醉师8月1日为一位喉癌患者做手术，中国医生欣然同意。8月1日，队员来到手术室，诺佛副院长说：今天的手术由中国医生主刀，来自英国伦敦大学的耳鼻喉科医生威廉将一起参加手术，另外，来自肯尼亚、德国、西班牙等国的医生将观摩手术。患者在坦桑尼亚首都医院确诊为喉癌，院方告诉他只能放疗，不能手术。在得知桑给巴尔的中国医生能做此类手术后，患者来到医院，要求手术并希望保留说话的功能。

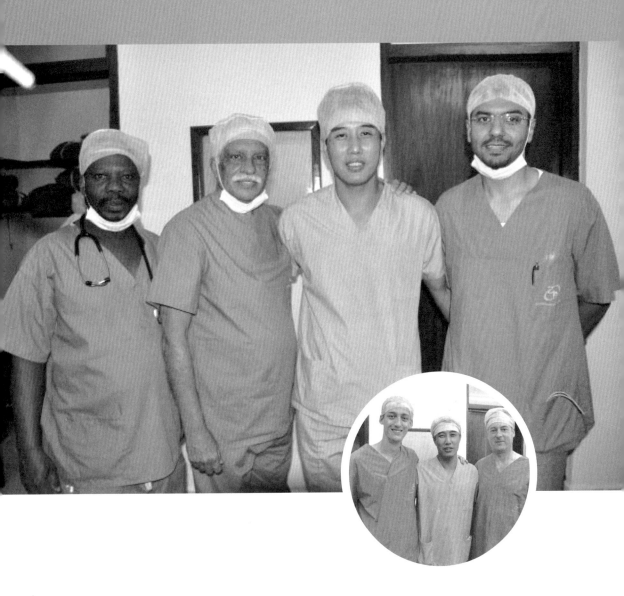

　　手术进行十分顺利，术后效果很好，病人康复出院。英国医生对中国医生的手术方式和技巧大为称赞，希望将来能更深入地交流。一台手术让各国同行有了共同语言，成为了朋友。（殷晓东、谢阳供图）

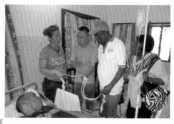

队员正在为古巴医疗队长实施紧急抢救。

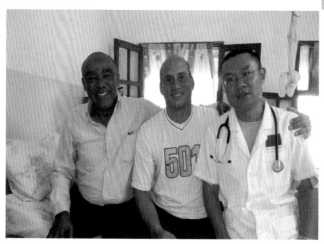

获救的古巴医疗队长莱昂纳德先生（中）康复后与中国医生合影。（郑泉供图）

抢救古巴医生

　　桑给巴尔不仅有中国医疗队，还有来自古巴、挪威、瑞典等国家的医疗队。大家携手并肩，相互支持，共同服务桑给巴尔的患者。

　　2011年3月4日凌晨5时许，援桑给巴尔的古巴医疗队队长莱昂纳德出现持续胸痛4小时，含服硝酸甘油无效，情况危急。桑卫生部首席秘书吉达维紧急商请第二十三期援桑医疗队提供帮助。心内科医生郑泉和队长朱向军共同为莱昂纳德先生诊治。在江苏援外医疗队的精心治疗下，5天后莱昂纳德先生康复出院。古巴医疗队在写给江苏援外医疗队的感谢信中说："在整个抢救过程中，郑医生充分展示了人的价值和高尚品德以及良好的学术和科学素养。如果没有他的及时救治和持续照顾，我们同事的生命不可能得到拯救。我们永远感谢郑泉医生。"

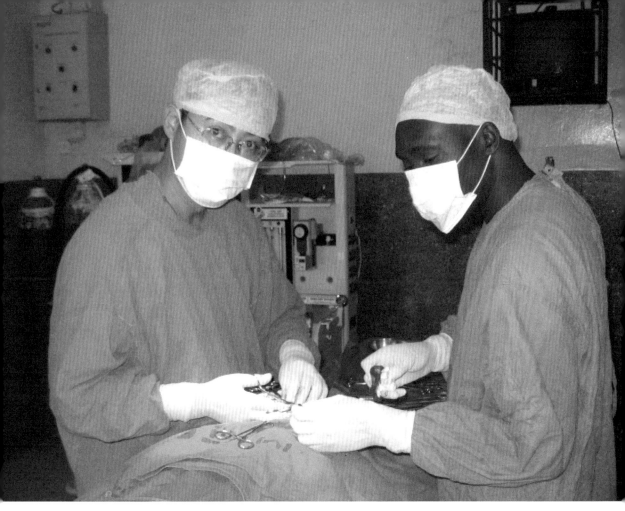

队员正在进行切除手术。

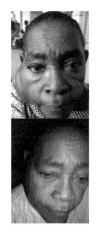

手术前（上）、
后（下）对比照。

切除巨大腮腺混合瘤

2006年5月，第二十一期援桑医
疗队员为一位患巨大腮腺混合瘤患者
做切除手术。（王鹏来供图）

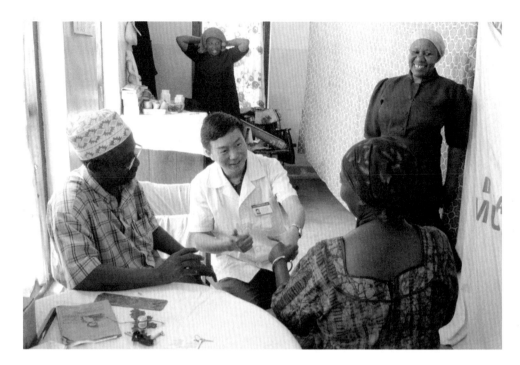

2004年，第二十期援桑医疗队员在纳兹摩加医院中医门诊坐诊。（袁鹤庭供图）

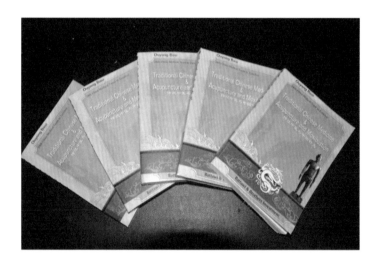

中医魅力在延续

2012年9月11日，第二十四期援桑医疗队员欧阳八四在桑给巴尔编辑出版了英文版的《传统中医与中国针灸》一书，主要介绍中医基本知识和针灸的操作方法。

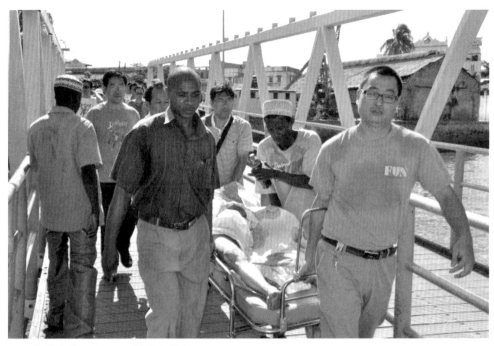

由桑岛海运转至达累斯萨拉姆。

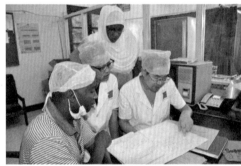

中坦双方医务人员齐心协力救治中国同胞。

跨国转运中国同胞

　　2011年12月2日，中国援桑电台组一位师傅被近万伏的高电压击伤，生命垂危，援桑医疗队全力抢救。12月9日其在医疗队员护送下，平安返回祖国。这中间经历了一次抢救、三次手术、两次转运（一次海运、一次15小时跨国飞行）。在这场与时间的赛跑中，第二十四期援桑医疗队发扬救死扶伤、团结协作的精神，反应迅速，应对得当，以精湛的医术、高度的责任感挽救了同胞的生命，完成了一次完美的生命接力救治。（欧阳八四供图）

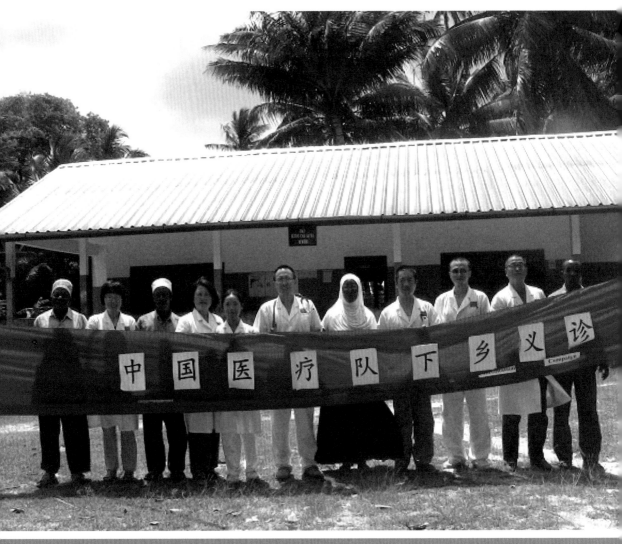

最受欢迎的人

　　2012年10月20日，援桑医疗队员自带干粮，来到一个有4000多人的偏僻的村落开展义诊。路途的劳累、炎热的天气、络绎不绝的病人让队员一天下来汗流浃背、筋疲力尽。但病人期盼的目光、当地人的热情友好，让队员们觉得付出和辛劳都是值得的。当地人说：中国医生是最受欢迎的人。

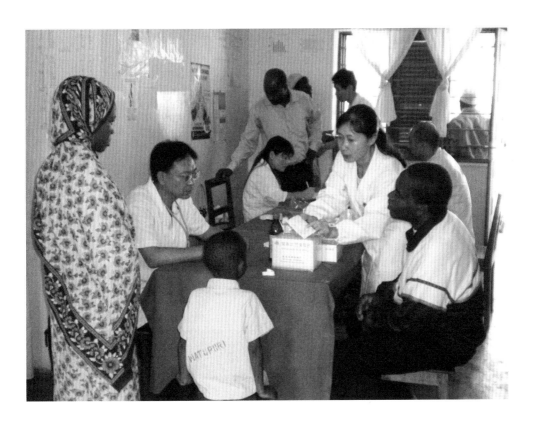

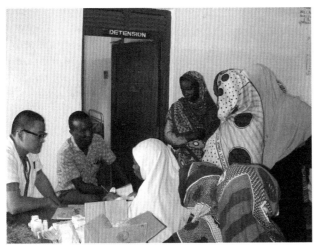

2008年，第二十二期援桑医疗队深入桑岛偏远农村开展义诊。

共植友谊树

2012年9月7日，江苏省、桑给巴尔双方的卫生部门代表在纳兹摩加医院共同栽下象征友谊的椰子树。
（冯家清供图）

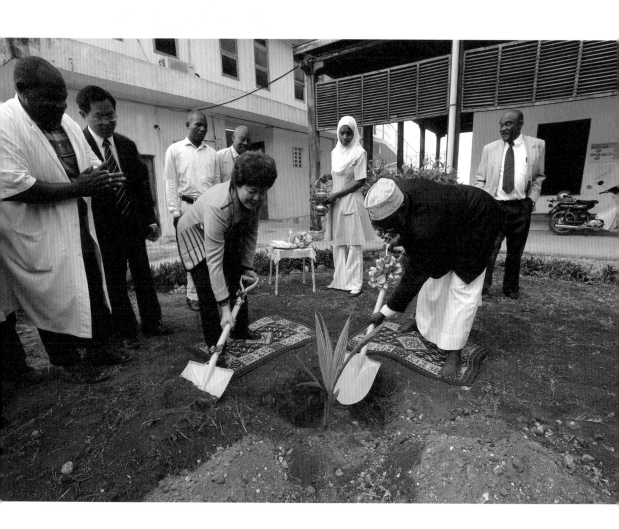

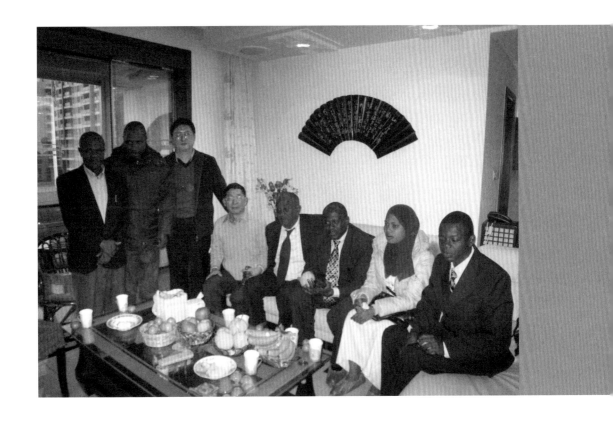

远道而来的客人

    2008年12月，应江苏省卫生厅邀请，桑给巴尔卫生部代表团访问南京。期间，代表团应邀到正在援外的第二十二期援桑医疗队员家做客。虽时值冬季，但主人的热情款待让远道而来的非洲客人倍感亲切和温暖。与队员家属的交谈，又让客人们对中国医疗队员多了一份了解。（魏燕供图）

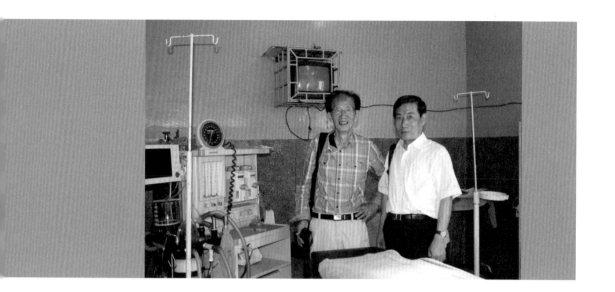

特别的手术台

1981年10月30日，第九期援桑医疗队员俞康民开始发热、寒战，继而下腹疼痛，症状介于恶性疟疾和阑尾炎之间，虽经服药治疗，仍未见控制。11月1日病情加剧，在其本人的请求下，医疗队艰难决定在列宁医院做手术（因桑给巴尔医疗条件太差）。陈赐令教授和黄士中主任主刀，探查发现阑尾即将穿孔，于是切除阑尾。术后，医疗队员轮流看护，让俞康民十分感动。经两周治疗和康复，俞康民重新上班。

2012年5月23日，第九期援桑医疗队部分老队员重返桑给巴尔，俞康民（右）和黄士中特地来到纳兹摩加医院（以前为列宁医院）手术室，在手术台前合影留念。回忆起做阑尾手术这段往事，两位老专家谈笑风生，曾经有过的同生死、共命运的经历，不仅让他们结下了深厚的战斗友谊，更保留了一种昂扬向上的乐观主义精神。（黄士中、俞康民供图）

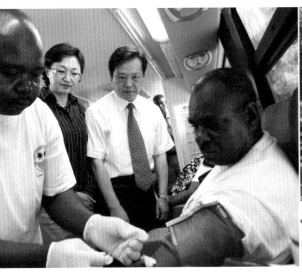 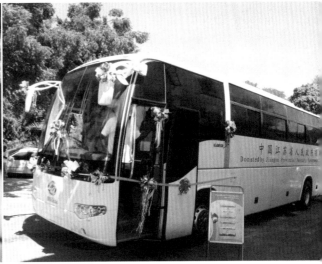

越洋捐来献血车

　　由于桑给巴尔经济发展落后，人们收入普遍较低，加上交通不便，医院常常血液供应短缺，影响危重和手术病人的抢救。2010年6月14日，江苏省人民政府向桑给巴尔政府捐赠一台流动采血车。

　　左上图：采血车上的当地献血者。

　　右上图：江苏省政府向桑给巴尔政府捐赠的献血车（2010年）。（朱向军供图）

中国功夫

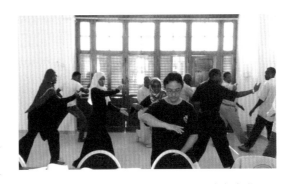

　　中国30多年高速发展创造了人间奇迹，引发世界对中国及中国文化的关注。融阴阳理论、健身和武术为一体，兼具中国文化思想的太极拳，引起了当地人的浓厚兴趣，拜师学艺者络绎不绝。医疗队员自然成了当地人中的"高手"和老师。一招一式，练的是术，交的是心，传播的是博大精深的中华文化。

　　右图：2012年6月，援桑医疗队员在纳兹摩加医院为当地人示教太极拳。（谢阳供图）

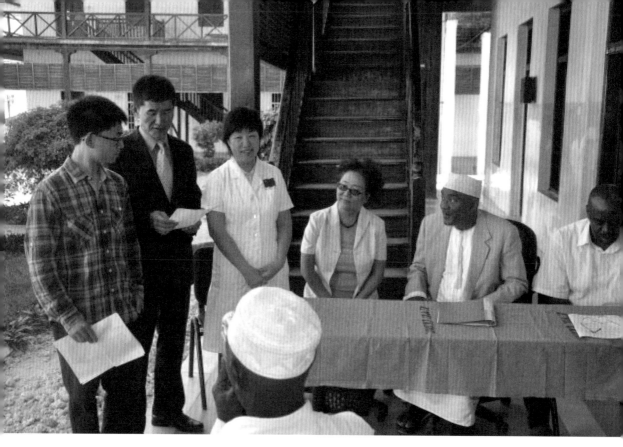

捐赠仪式现场（站立者为马晓铭一家）。

爱心无处不在——队员家属捐赠医疗设备

在桑给巴尔，因为亲眼见到爱人对援非工作的爱与执著，真切地体会到爱人的辛苦和忙碌，亲耳听见桑给巴尔同事对爱人的赞许和敬佩，强烈地感受到非洲人民对中国医生的期盼，为了支持爱人热爱的事业，2012年8月3日，第二十四期援桑医疗队员耿宁的丈夫马晓铭，代表全家向桑给巴尔纳兹摩加医院捐赠一批眼科器械。

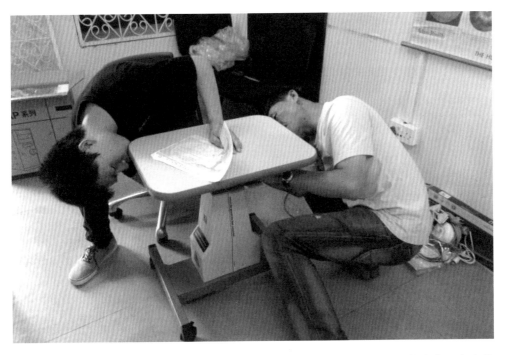

父子齐动手安装调试设备。马晓铭说："仪器设备正常运转的时刻，是我们一家人最开心的时刻。"

马晓铭一家共捐赠了1台视野仪、2台裂隙灯、2台眼底镜以及眼科专科用药，价值近10万元人民币。这是中国援外医疗历史上首次由援外医疗队员家属出资捐赠医疗设备给受援国。

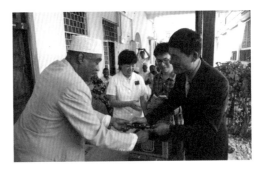

双方互赠纪念品。

援外医疗队员的可贵精神不仅感动着受援国百姓，也在潜移默化影响着队员家属，让一家人的心紧紧地贴在一起，成为共同的经历和共有的财富。问及捐赠感想时，马晓铭说："我们相信爱心总是永远无处不在的。"（耿宁供图）

中国眼科医生与国际组织、友人的合作

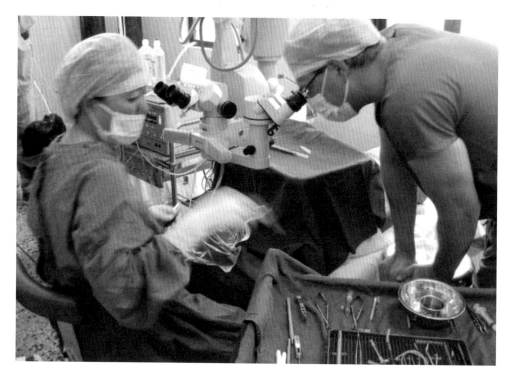

　　2012年9月，桑给巴尔纳兹摩加医院眼科来了两位挪威的眼科医生，他们与援桑医疗队眼科医生一道为桑给巴尔眼疾患者服务。在工作中，中国医生示教小切口白内障手术，挪威医生带来了先进的器械和药品。大家相互交流，取长补短。援外无国界，在共同的事业中，大家增进了了解，结下了友谊。（耿宁供图）

　　2012年10月，援桑医疗队参加国际扶轮社在桑给巴尔组织的眼科义诊活动。（耿宁供图）

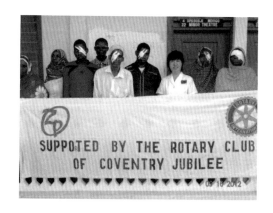

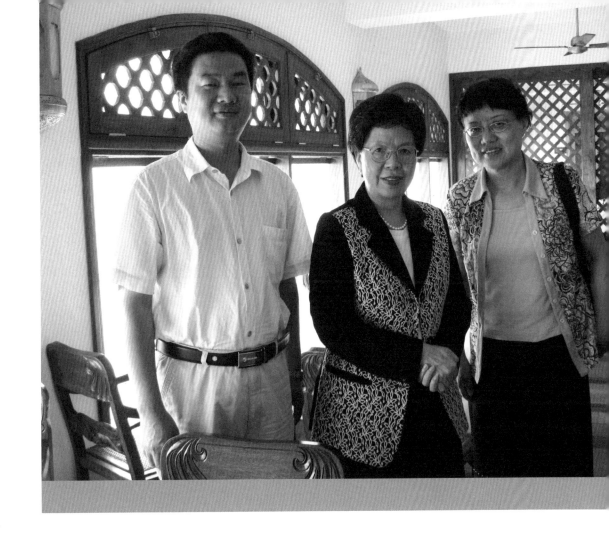

世界卫生组织总干事高度评价中国医疗队

　　2009年8月19日，世界卫生组织总干事陈冯富珍（中）访问桑给巴尔。当了解到中国医生已在桑给巴尔服务近50年后，陈冯富珍高度评价中国政府对非洲的医疗援助。

　　上图：陈冯富珍与第二十三期援桑医疗队员合影。（朱向军供图）

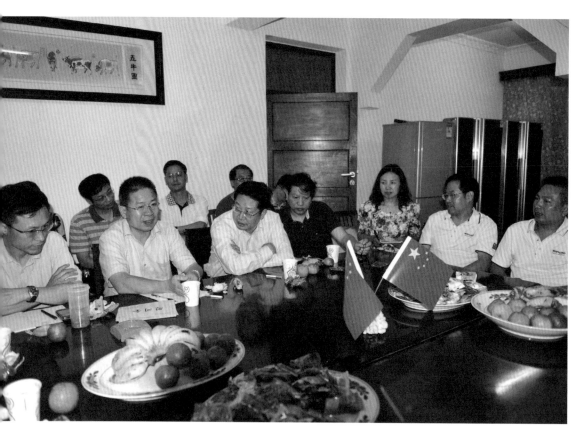

2011年10月，江苏省卫生厅工作人员来到援桑医疗队驻地慰问队员，与队员们拉家常。

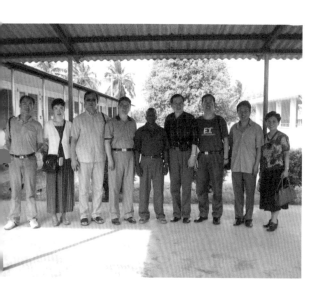

多部门协作助力医疗队

援外医疗工作涉及面广，常常需要多部门通力合作，共同协商解决工作中遇到的问题和困难。2006年1月5日，江苏省人事厅、财政厅及卫生厅相关人员赴桑给巴尔实地调研援外医疗队遇到的困难。（李元珍供图）

"桑给巴尔的大门永远为你打开"

　　行走在桑给巴尔石头城幽静的弄巷，给人印象最深的就是街边各式各样、雕刻精美的木质大门。据说全城有约500多种古董级的大门，这些大门成为桑岛悠久历史的真实写照。在桑岛，造于1695年的一扇最古老的大门陈列在桑给巴尔博物馆，以此为模型做的礼品叫"桑给巴尔门"，常作为最贵重的礼物送给最尊敬的人，意思是：桑给巴尔的大门永远为你打开。（刘华联供图）

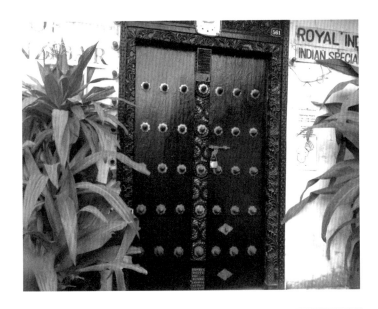

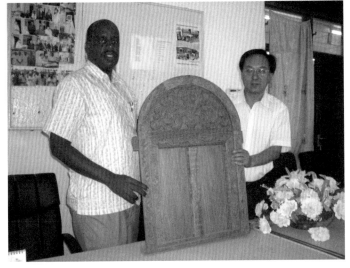

　　在过去的50多年里，多期援桑医疗队获赠桑给巴尔门。

　　左图：2008年5月17日，桑给巴尔纳兹摩加医院院长向第二十二期援桑医疗队赠送"桑给巴尔门"。（陈延年供图）

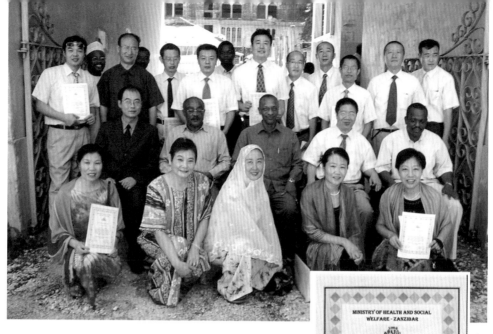

2007年5月4日，第二十一期援桑医疗队员获颁桑卫生部奖状。这是桑给巴尔政府首次为全体医疗队员颁发奖状。（王鹏来供图）

桑给巴尔卫生部颁发的奖状。（王鹏来供图）

荣　誉

　　援外医疗队的工作赢得受援国政府和人民的充分肯定与高度赞扬。截至2019年，江苏援外医疗队共有244人获得受援国政府颁发的金质奖章或荣誉证书。

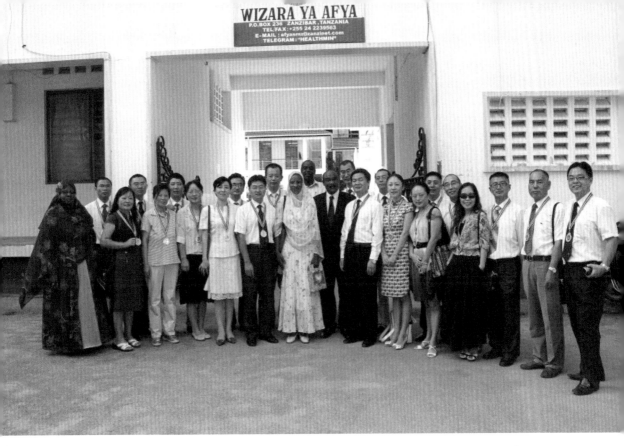

  2011年6月7日，桑给巴尔卫生部为第二十三期援桑医疗队全体队员颁发奖章，表彰其为桑给巴尔人民健康做出的卓越贡献。（朱向军供图）

  2009年5月16日，第二十二期援桑医疗队获颁桑给巴尔卫生部奖状和奖章。

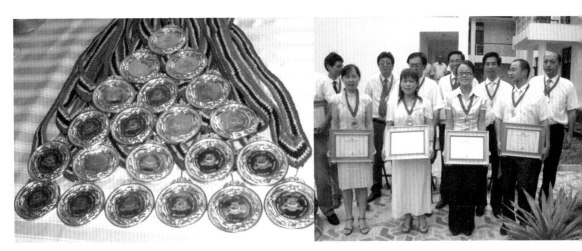

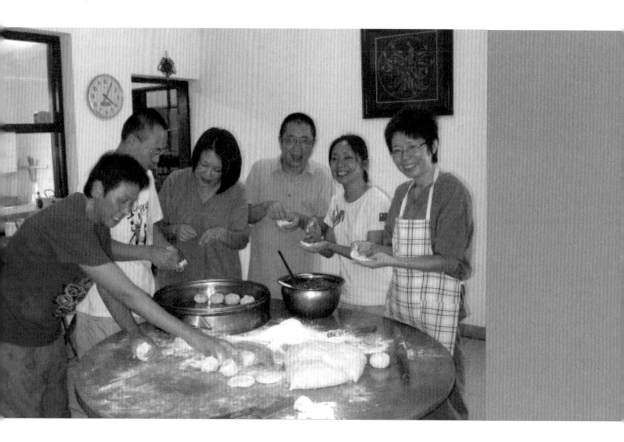

口味在悄悄改变

面食原是北方人的最爱，然而，在食物品种十分单调，尤其是缺乏猪肉的桑给巴尔，面食却成为苏州队员们的最爱。除了包饺子，偶尔也包个包子，体会不一样的面食的味道。

上图：第二十四期援桑医疗队奔巴队员一起包包子。（史肖华供图）

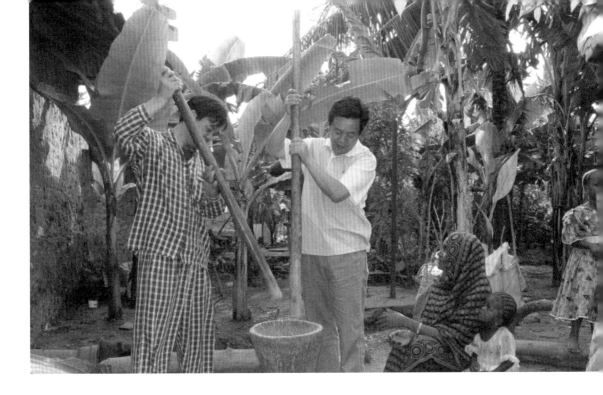

我们来，您歇会儿

　　医疗队员除了给受援国百姓看病外，也利用各种机会深入当地群众家里，体验生活，感受不同的文化和饮食，增进同受援国人民的友谊。

　　上图：第二十一期援桑医疗队员帮助当地居民舂米。（徐龙君供图）

买鱼是"力气活"

　　桑岛的鱼种类繁多，有些鱼体型硕大，买鱼也就成了"力气活"。

　　右图：第二十期援桑医疗队员在鱼市买鱼。（袁庭鹤供图）

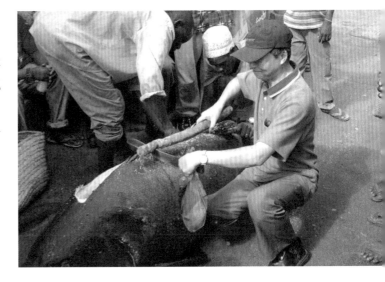

停水之后

水电是现代人生活的基础保障。对今天大多数中国人来说，停水停电已经是非常遥远的事了。但桑给巴尔经济欠发达，市政设施落后，自来水管内水压较低，居民日常用水无法保障。因此，几乎家家都建有自用的储水罐，保证正常供水。经常性的停电停水是每期援桑医疗队必须面对的问题。为不影响队员日常生活，援桑医疗队驻地建有几个储水罐。每天深夜，当岛上居民入睡，水管内压力恢复后，医疗队安排队员轮流值班抽水，灌满所有储水罐。每逢停电停水时，医疗队就叫当地的送水车送水。

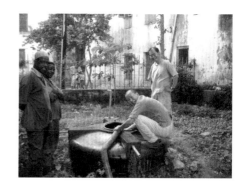

右图：桑岛驻地的储水罐。

下图：第二十一期援桑医疗队用送水车送水。（王鹏来供图）

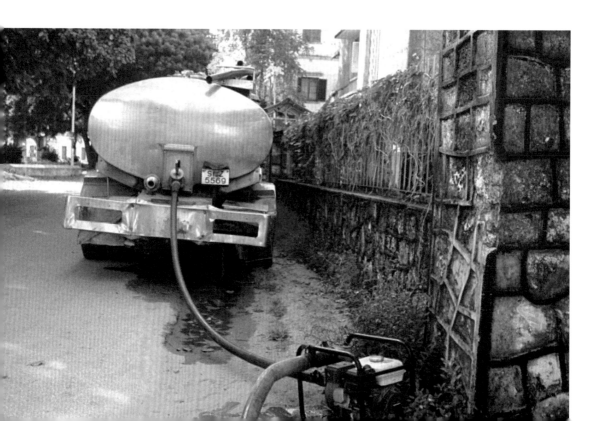

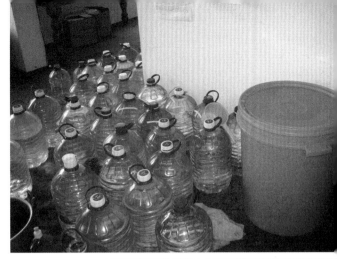

2009年12月10日起，由于海底电缆断裂，桑给巴尔停电停水长达3个月，严重影响队员日常生活。面对困境，医疗队制定了"开源节流"的政策，一方面想方设法利用各种渠道送水，使用各色储水器来储备自来水，另一方面严格限制水的用量。同时购置发电机发电。（朱向军供图）

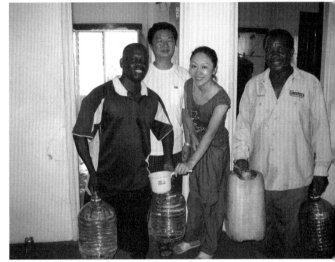

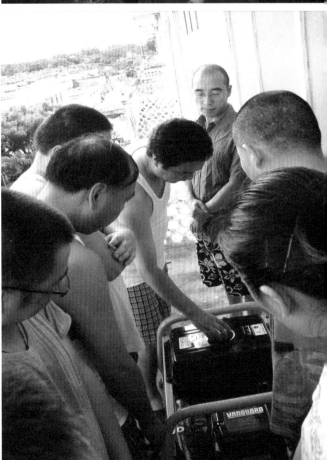

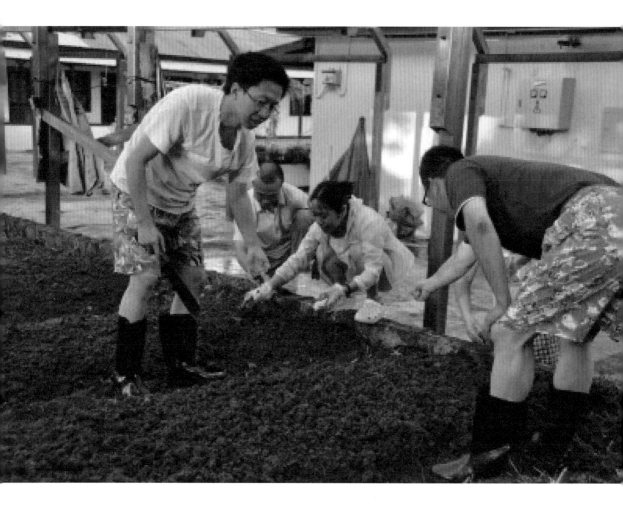

种菜成了"规定动作"

　　蔬菜，国内的寻常物，在异国他乡成了稀罕物。中国人有句老话：一日不吃青，两眼冒金星。援外医疗队员们想要在受援国吃到可口的家乡菜，是件非常不容易的事。于是自带菜种，在驻地开辟菜园子，"自己动手，丰衣足食"成为历届医疗队日常生活的"规定动作"。过程是痛苦的，失败是难免的，但喜悦和成就感又是令人难忘的。

　　上图：援桑医疗队奔巴队员在驻地的菜园翻土、种菜。（孙永虎供图）

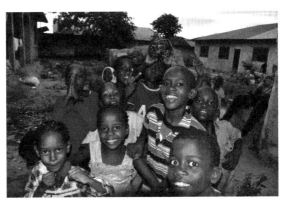

不变的快乐

　　桑岛孩子们黝黑的皮肤、清澈的眼神、永远快乐的神情，常常成为队员镜头里的主角，给队员带来无限的快乐。（王鹏来供图）

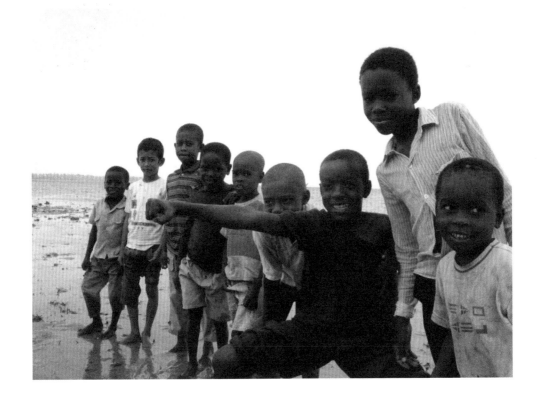

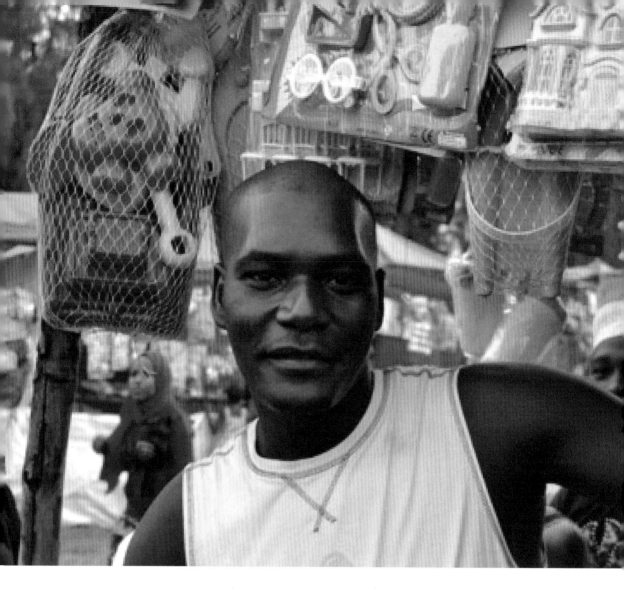

桑给巴尔人

　　非洲有句谚语：慢的攀登者不容易掉下来。除了热情、友好，"慢"成了援外医疗队员们公认的桑给巴尔人最大的特点之一。日常生活和工作中，桑给巴尔人常说"Pole, Pole"（当地斯瓦希里语的意思是"慢点，慢点"）。桑给巴尔人见面时，光"Jambo"（你好）、"Manbo"（你好）之类打招呼，要花近一分钟时间。用斯语中"Hkuna Matata"（无忧无虑）来形容桑给巴尔人是再恰当不过的了。他们更多的是活在当下，享受当下。这种理念甚至反映在斯语里。在斯语中，有"过去"（Zamani）和"现在"（Sasa）这两个表时间的词，却没有"将来"这个词。许多援外医疗队员说：桑给巴尔人虽然并不富裕，但是丝毫不能阻挡他们的快乐，感觉幸福指数挺高。简单用好与坏、对与错、懒与勤来判断桑给巴尔人的生活态度，显然是不准确和不全面的。援外经历让队员们学会了包容，从不同中吸取有益的东西，视野更开阔，思维更多元，愈发具有国际性和跨文化交流的能力。

美女风景线

　　每个女人都爱美。在女人的衣橱中，除了有很多衣服外，都会有几条丝巾，颜色花样繁多，或俗或雅，在头颈或胸前别致地打个结，顷刻间女人便多了几分味道，或柔美，或典雅，或高贵。看到丝巾，就如同嗅到女人的柔情，阵阵和风轻轻吹皱丝巾的一角，层层叠叠，书写着女人的万种风情。爱丝巾也就成了世上女人的一种天性——对美的追求。2011年10月8日，第二十四期援桑医疗队奔巴队员身着康嘉（Khanga，桑给巴尔一种长方巾）与当地人合影。（史肖华供图）

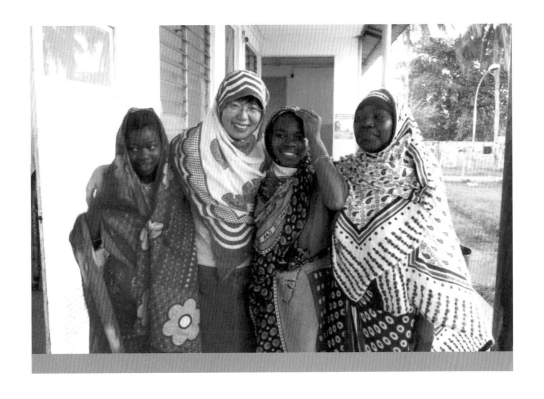

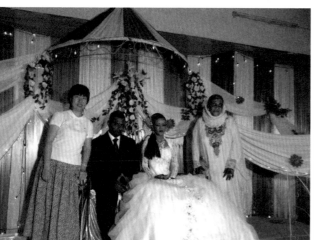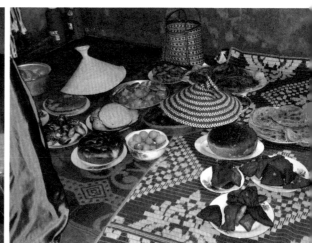

参加同事女儿的婚礼

　　2012年9月9日，援桑医疗队员参加医院同事女儿的婚礼，这一场是专门为女宾准备的婚礼仪式。行前，女队员准备好红包和礼物，按当地习惯裹了一块纱巾。尊重当地的传统习俗是融入其中的第一步。医院同事一改他们往日黑衣遮面的服装，衣着鲜艳华丽，浓妆淡抹，一个个显得十分美丽可人。桑给巴尔人的友善、热情和宽容，让队员感到非常快乐。

　　左上图：援桑医疗队女队员与新郎和新娘合影。（耿宁供图）

　　右上图：婚礼上的美食。（耿宁供图）

桑岛一家亲：
与当地小学生在一起

　　芒果树下，绚丽的色彩，灿烂的笑容，其乐融融的场面，见证了医疗队与桑给巴尔人结下的深厚情谊。2012年6月2日，援桑医疗队奔巴队员与中国驻桑总领馆人员一起，到离奔巴不远的蝙蝠岛上的一所学校参观。中国人的到来，让学生们异常兴奋，他们喊着"China,China"，纷纷围拢过来，大家有说有笑，还一起唱起了斯瓦希里语歌曲。中坦兄弟般的友谊在歌声、欢笑声中得以传承和延续。

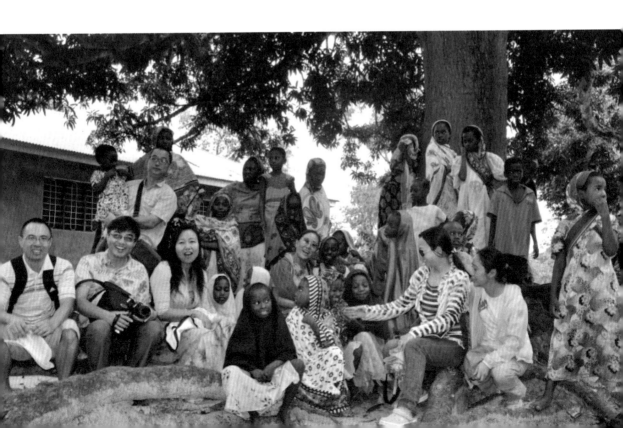

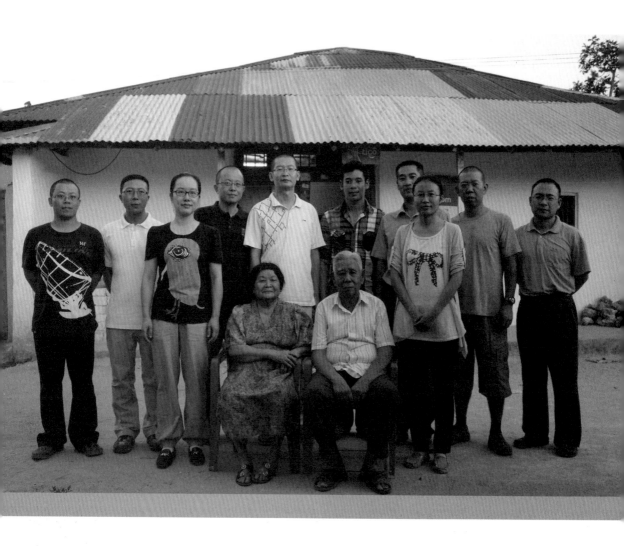

　　第二十五期援桑医疗队奔巴
队员春节期间看望老华侨。中间
两位老者为何先生夫妇，后排右
四为何先生的外孙。

奔巴的老华侨

在奔巴岛，有一对华侨夫妇：老何和他的老伴。两人和历届医疗队都有着深厚友谊，曾给予医疗队很多无私的帮助。老何父母是广东顺德人，上世纪30年代来到奔巴。老何出生在奔巴，因此能说娴熟的斯瓦希里语和英语，而中文几乎不会说。老何的太太也是广东顺德人，1956年随姐姐来到奔巴，1957年与老何结婚。老两口共有六个子女，都已成家立业，并先后离开奔巴，但老两口坚持留了下来，继续经营他们的面条店生意，并卖点杂货。虽然子女和家人经常与他们联系，但对于老两口来说，奔巴岛上的援外医疗队员们就像他们的家人一样，让他们感到并不孤独，夫妇两人的病历本上有很多期医疗队员留下的笔迹。每逢新队抵达，老何夫妇都要送点面条和新鲜的鱼给医疗队。逢年过节，会给医疗队捎点东西。平时，老何只要发现鱼市上有奇特的鱼出售，他就买来送给医疗队，让队员看个新奇，尝个鲜。援外医疗队员一期一期地更换，可对于老华侨夫妇来说，大家都是黑头发黄皮肤的华夏儿女，永远是"一家人"。

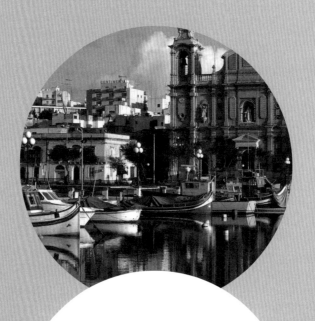

Malta

马耳他

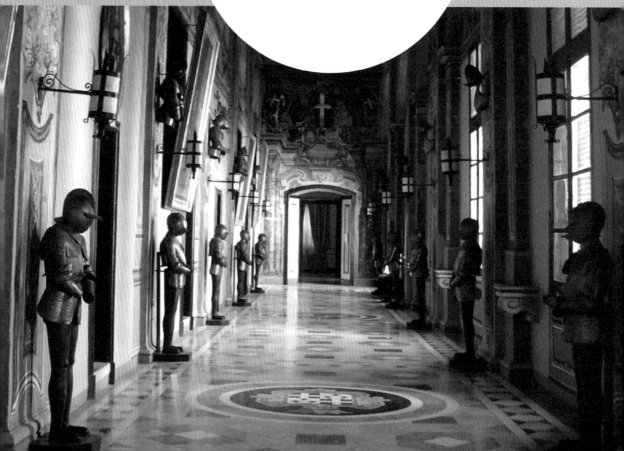

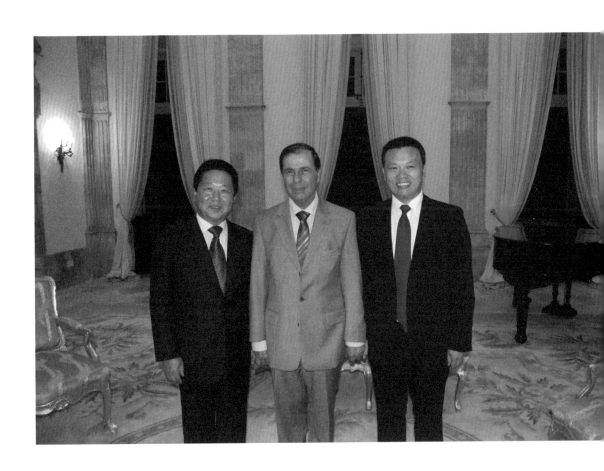

　　马耳他弗达拉城堡俗称夏宫，建于1586年，是马耳他国家元首夏季的寓所，也是马耳他国事活动的重要场所。2009年6月，马耳他总统乔治·阿贝拉在夏宫亲切地会见了即将回国的第八期援马耳他医疗队员。（曹殿朋供图）

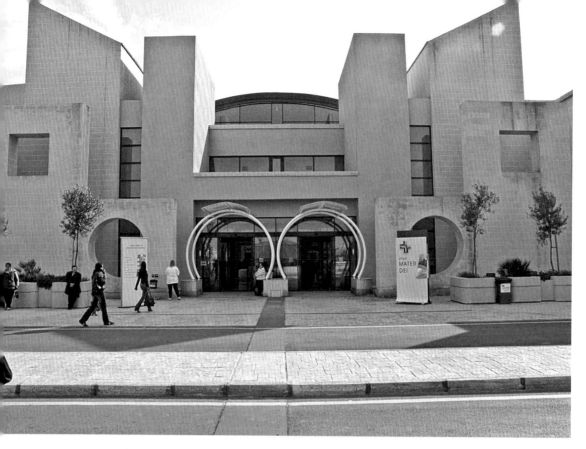

马耳他国立圣母医院开设中医科

　　马耳他国立圣母医院是南欧地区最大的公立医院，也是马耳他规模最大、设施最先进、技术水平最高的医院。2008年3月26日，马耳他国立圣母医院中医科正式投入使用，标志着中医首次以独立科室的形式进入欧盟国家级医院。

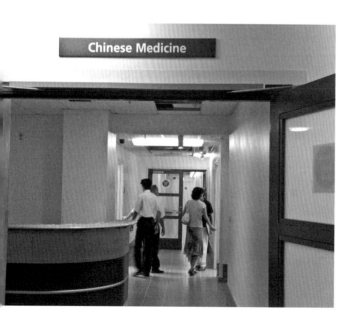

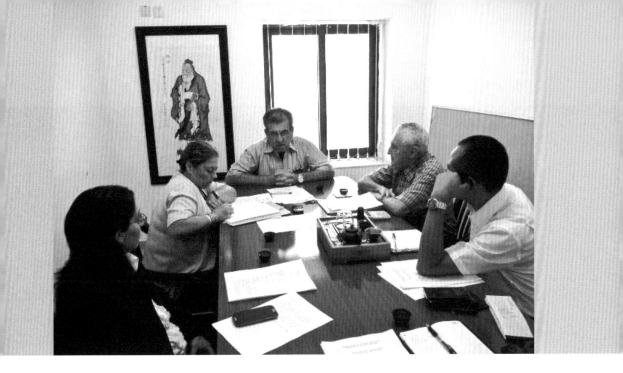

"中西合璧"的董事会

　　根据中马双方签署的中医合作协议，地中海地区中医中心设有董事会，双方各有两位代表参加，董事会主席由双方轮流担任。董事会定期召开会议，研究决定中心重大事项。日常管理由中国医疗队长负责。

　　上图：2012年10月18日，董事会召开董事会议。（傅强供图）

电视上说针灸

　　2012年7月，第十期援马医疗队长应邀参加马耳他壹电视台（one TV）推出的一档关于针灸治疗疾病的访谈节目。在国内从未上过电视，更未做过直播，队员心里忐忑不已，好在中医已烂熟于心，讲开来也就十分自然了。（傅强供图）

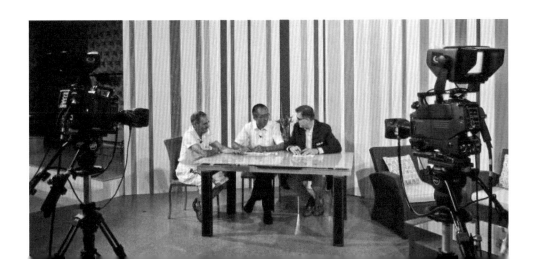

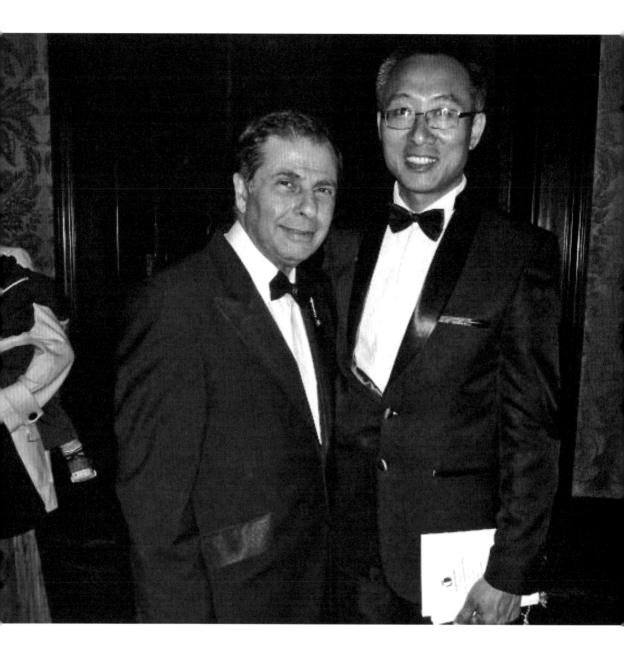

总统邀中国医生参加国宴

　　2012年4月25日晚，第十期援马医疗队长受邀参加马耳他总统为欢迎奥地利总统举行的国宴，并与马耳他总统合影。宴会开始前，马耳他总统夫妇和奥地利总统夫妇在大厅门口迎接来宾。当援马医疗队长出现时，马耳他总统热情地向奥地利总统夫妇介绍说："这是中国医生。"（马荣连供图）

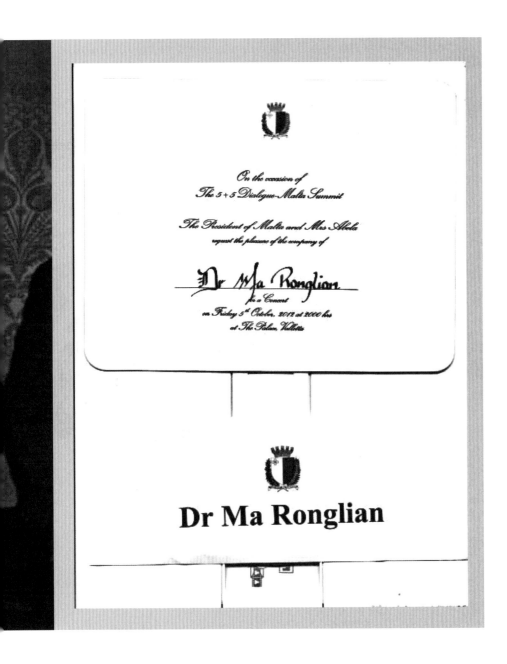

2012年10月5日，欧洲—地中海5+5首脑峰会在马耳他举行。第十期援马医疗队员受邀参加当天晚上举行的国宴。图为邀请函和胸牌。（马荣连供图）

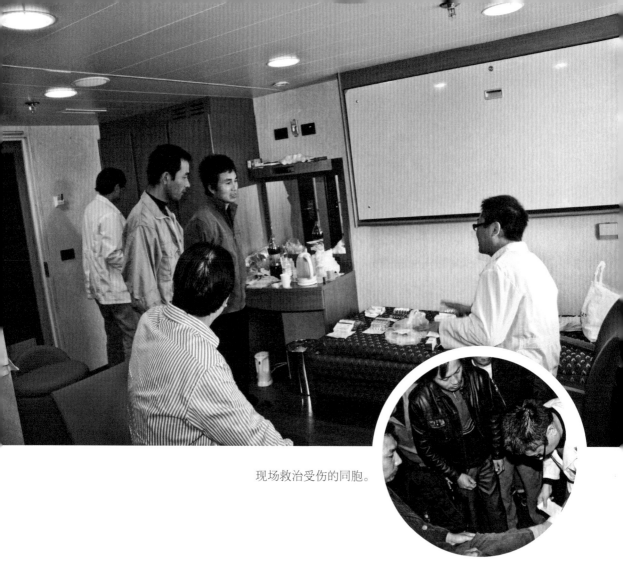

现场救治受伤的同胞。

参与利比亚撤侨

　　2011年，利比亚政局突变。2月22—28日，为及时撤离我国在利比亚的人员，在我驻马耳他使馆的统一部署下，第九期援马医疗队组成了"利比亚撤侨安全医疗组"，主要提供医疗服务、心理咨询和安全保障。医疗队迅速在游轮上建立24小时服务诊室，在短短的7天时间里，共对3艘游轮上的4859人进行了巡查，诊治各类患者1500人次，先后对23名为保护国家和集体财产而受伤的工人进行重点治疗。医疗队不仅及时解除了船上伤病员的疾患，而且对稳定全体撤离人员的情绪、确保撤离工作有序开展发挥了积极作用。第九期援马医疗队在撤侨行动中的表现受到了外交部、卫生部和中国驻马耳他使馆的高度评价。（李波供图）

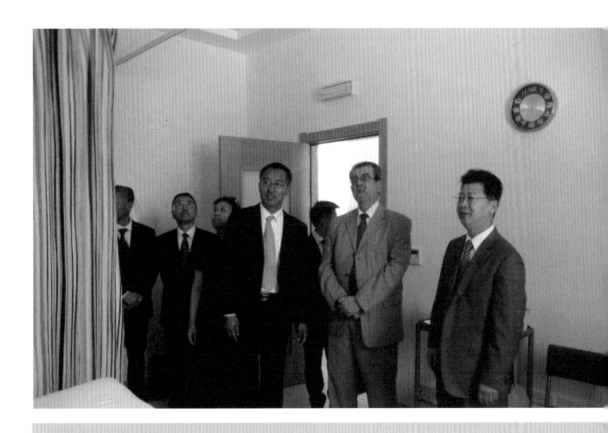

慰问与关怀

    2012年5月26—29日，卫生部代表团访问马耳他，亲切看望第十期援马医疗队，送去祖国亲人的问候。（傅强供图）

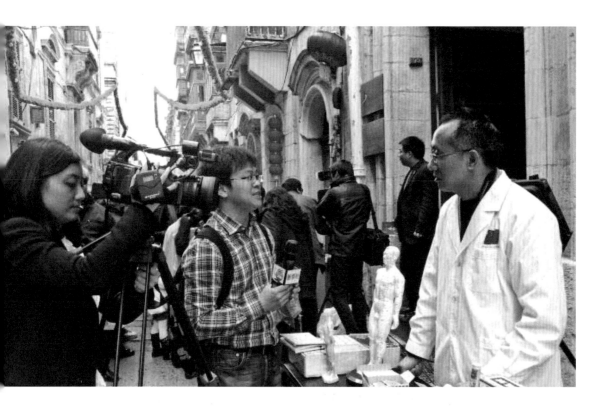

庙会展示中医风采

　　2012年2月4日，援马医疗队参加
在瓦莱塔举办的中国庙会，宣传中医
和中国文化。（马荣连供图）

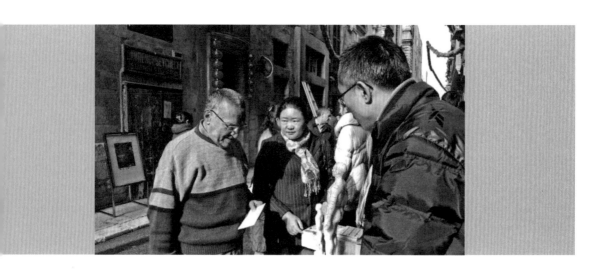

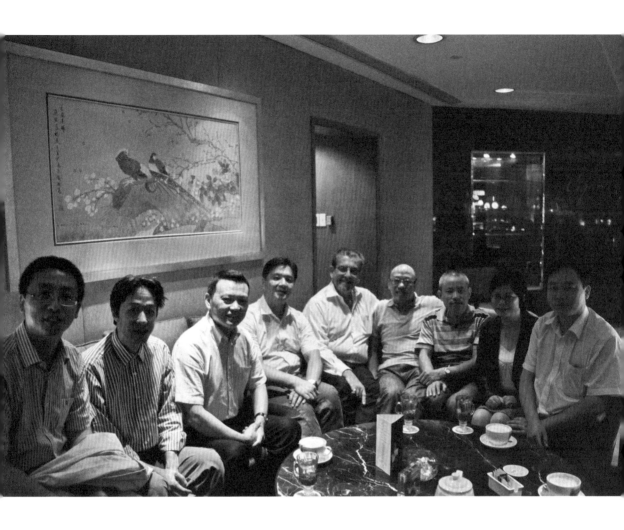

欢聚南京

　　2012年9月25日，部分曾经在马耳他工作过的江苏省援马医疗队员与地中海地区中医中心董事长布苏蒂尔（中）在南京欢聚一堂，共叙友谊。

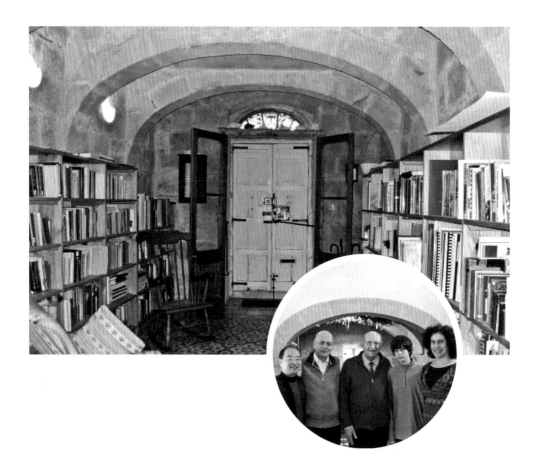

温暖的圣诞节

　　2011年12月25日，援马医疗队员应邀去一位马耳他患者家欢度圣诞节。这是一幢具有350年历史的古堡样别墅，男主人是马耳他大学哲学系教授。由于男主人的父亲经中国医生针灸推拿治疗后，颈椎病大为好转，为感谢中国医生的帮助，特地邀请大家到家里过圣诞节。队员们在治愈患者的同时，也收获了尊重和友谊。（刘同正供图）

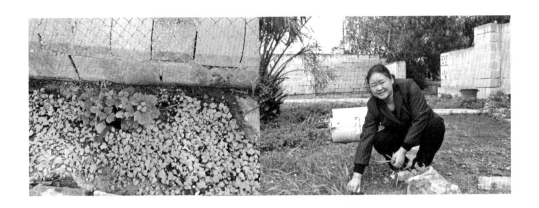

种菜须防小蜗牛

由于气候、土质与国内不同，又缺乏肥料，在马耳他种菜非常不容易。长出来的青菜，夜里还要遭受蜗牛的啃食。因为来之不易，队员吃饭时不可能像在国内一样放开来吃青菜。平时只要见到汤里有绿叶子菜，队员就非常高兴和满足了。绿色代表生命和希望，小小菜地展示着队员们顽强的生存能力，寄托着队员们的期待与幸福。（马荣连、潘凤琴供图）

馒头与乡愁

2011年10月，第十期援马医疗队刚来马耳他一个多月。由于物资缺乏，加上国内发运的副食品还没有到，队员们每天早上吃的都是稀饭、面包加鸡蛋。刚开始大家觉得新鲜，可时间久了碗里就开始有剩饭，面包也销不动了。于是队里厨师开始想办法做馒头。起初几次做的馒头硬得像面疙瘩，几经折腾，终于做出了蓬松可口的馒头，这可乐坏了队员们。一个不起眼的馒头，在国内可能没什么人愿意多看几眼，可身处海外的医疗队员却视之为宝。小小馒头不仅让队员饱了口福，更重要的是解了队员的乡愁。（张玉坤供图）

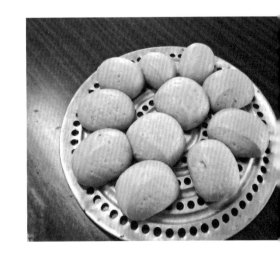

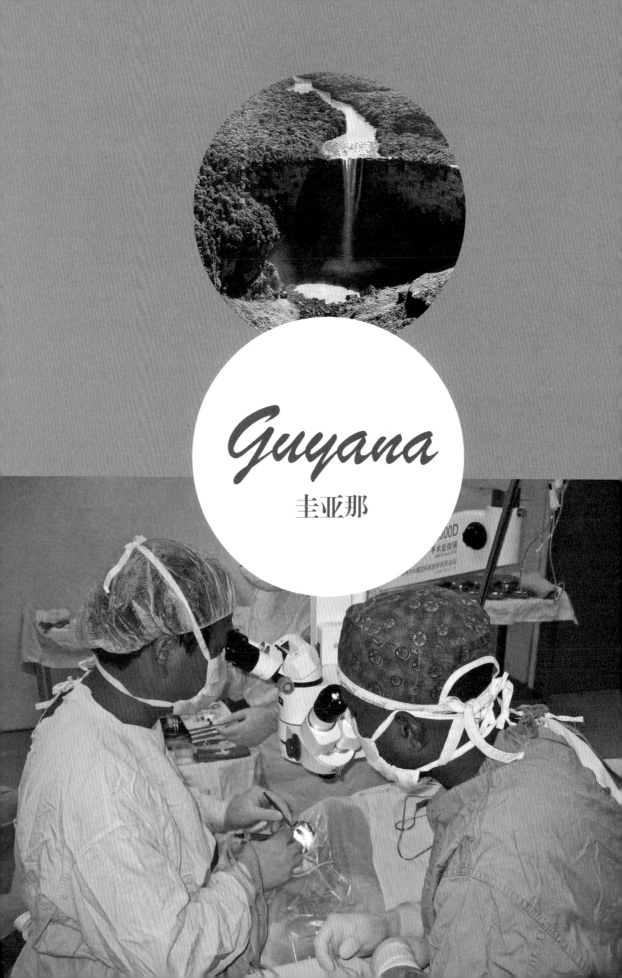

Guyana

圭亚那

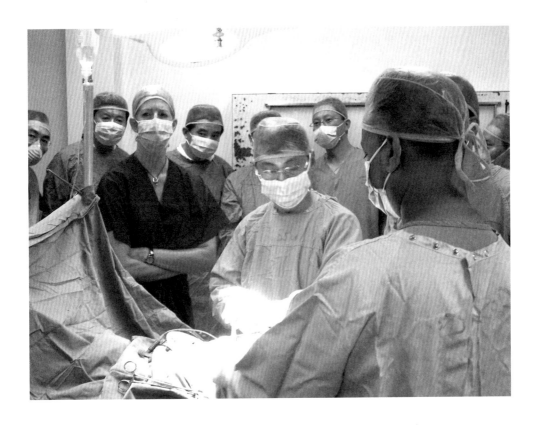

进入"微创时代"

2007年5月17日，江苏省微创外科专家在圭亚那乔治敦医院成功开展6例微创外科手术。此举将圭亚那带入"微创时代"。

圭亚那首例超声乳化白内障手术

2005年3月7日，第六期援圭医疗队眼科医生在圭亚那开展了第一例超声乳化白内障手术，这在圭亚那医学史上是首次，填补了当地医学空白，在圭亚那引起轰动。

左图：医生正在手术中。（姚勇供图）

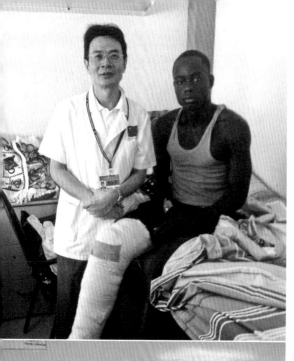

腿保住了

援圭医疗队员为一位枪弹致腘动静脉断裂伤患者实施血管吻合术。在圭亚那此类病人多半采取截肢，考虑到患者很年轻，医疗队员决定尝试下，经过一个半小时努力，手术获得成功，患者的腿保住了。（朱新国供图）

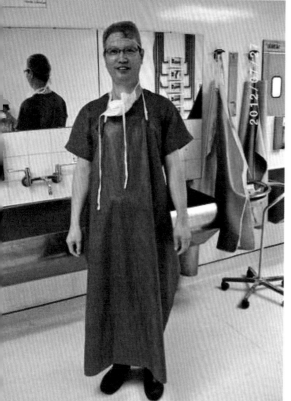

穿上防护服

穿着雨靴，围着皮裙，保护自己，预防艾滋病。（张跃明供图）

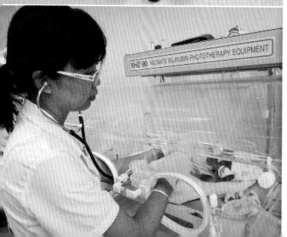

繁忙的儿科

由于圭亚那没有计划生育政策，妇女往往多生。加上产前保健缺失，许多胎儿出生时都是低体重儿。因此，儿科是任务最繁重的科室之一。（姚艳华供图）

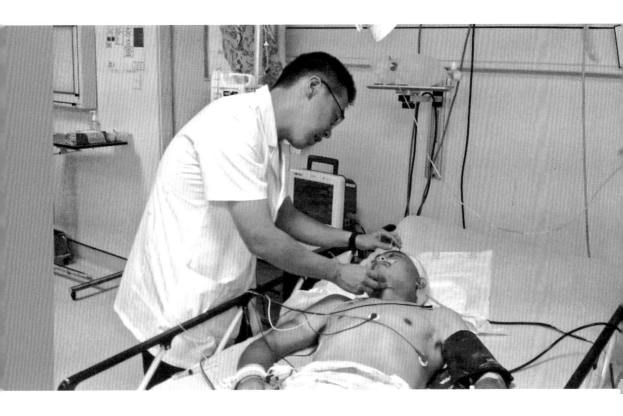

适应新作息

　　调整适应圭亚那工作用餐习惯不是件容易的事。圭亚那医院外科和麻醉科医生中午都不休息，院方一般只提供简单的当地点心，对于习惯了中国菜的队员们来说，起初很难接受，一是吃不下，二是吃不饱。但是，由于手术的连续性和医生的责任又不允许队员回驻地吃饭。人是铁，饭是钢，一顿不吃饿得慌。于是，大家就尝试接纳，慢慢地队员就习惯了一日两顿中餐外加圭亚那点心的"援外用餐"。

　　上图：援圭医疗队员在为病人做麻醉。（高建瓴供图）

贺卡与鲜花

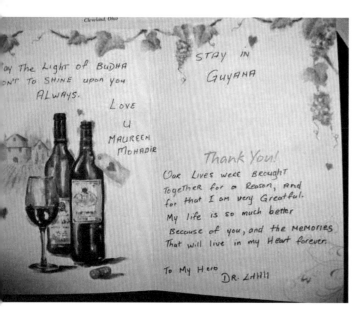

这是2012年11月6日圭亚那一患者写给援圭医疗队员张跃明的贺卡。张跃明说："最近门诊经常遇到我手术后复诊的病患，每个人都很高兴。今天这位患者非常郑重地送给我一张贺卡，言语间充满了感谢之情，还称我为'英雄'。近来也经常能接到一些患者的电话，说恢复得很好，希望能很快见到我，并且都把美好的祝福送给我，甚至希望我留在圭亚那。说实在的，我只是做了些平常工作。每天查房，一句问候，一个微笑，她们都记在心里。每当此时，确实能体会到医生成功解除患者疾苦后的成就感。"（张跃明供图）

这是圭亚那患者在康复后送给援圭医疗队员的蓝色妖姬玫瑰。在一个非常贫穷的国家，这样一束花是相当昂贵的，表达的是对于拯救生命的谢意。（张跃明供图）

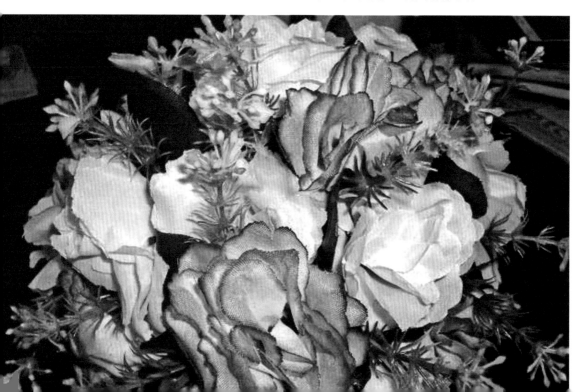

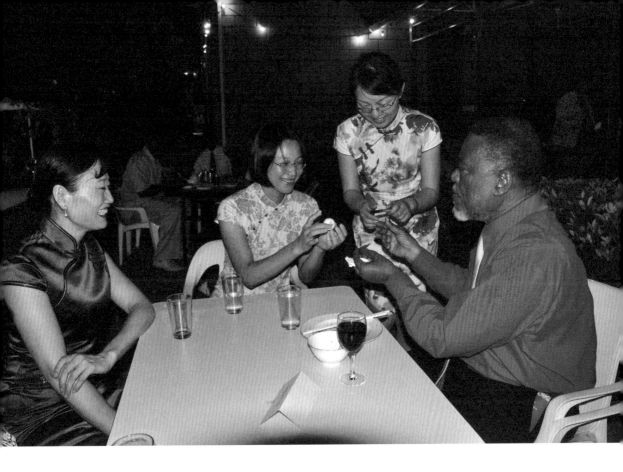

一个象征中圭友谊的"银"球

　　2008年6月赴圭亚那援外前，第八期援圭医疗队员盛伟松的岳母嘱咐他，在圭亚那找找与乒乓球有关的邮票，办邮展用。可是，盛伟松到圭亚那后发现，这里没有涉及乒乓球的邮票。一番苦思冥想后，盛伟松想到带一个签名乒乓球回国。2010年2月，中国驻圭使馆举办迎春联欢会，圭亚那总统、总理均参加。盛伟松准备了一个崭新的白色红双喜牌乒乓球、一支签字笔。趁晚宴开始前，盛伟松邀请医疗队两位英语最好的礼仪美女，拿上乒乓球请圭亚那总统贾格迪奥签名。总统愉快地拿起笔，龙飞凤舞地签上了名。然后两位女队员又走到圭亚那总理海因兹的餐桌旁，海因兹总理一听说此事，放下餐具，郑重地拿起签字笔，一笔一画地签上了名字。一个象征中圭友谊的乒乓球就此诞生了。

　　上图：海因兹总理在乒乓球上签名。

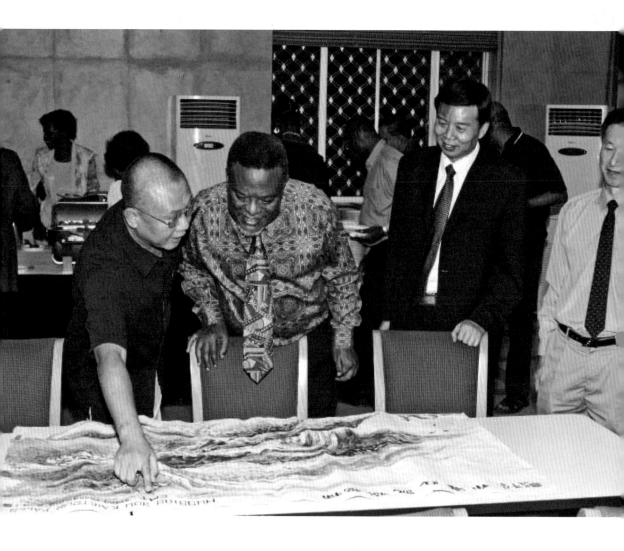

吸引海因兹总理的中国画

　　援外医疗队不仅承担着救死扶伤的重任，也肩负着传播中国文化、增进友谊的使命。圭亚那总理海因兹十分喜爱中国文化。在中国大使馆举办的国庆招待会上，当看到第七期援圭医疗队员专门为圭亚那著名景点凯丘瀑布作的中国画时，海因兹总理赞不绝口。他俯下身来，仔细欣赏画的每一个细节，详细了解中国画的特点以及与西方油画的区别。当得知中国医生将把此画赠送给他时，海因兹总理说：这太珍贵了，这是中圭友谊的象征。（蒋忠明供图）

与总统共庆解放日

　　8月1日是加勒比地区解放日（也称自由日）。186年前的这一天，加勒比地区摆脱了奴隶制度，于是，这一天成了人们庆祝自由解放的日子，全圭亚那放假一天，狂欢庆祝。

　　下图：2008年8月1日，第八期援圭医疗队应邀参加庆祝活动，与圭亚那总统贾格迪奥合影留念。

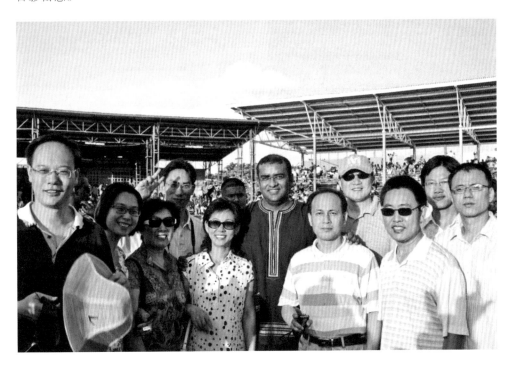

融入"色彩节"

　　每年的5月28日是圭亚那的洒红节，也叫"色彩节"，是圭亚那迎接春天的传统节日。节日期间，人们互相抛洒红粉，涂抹颜料，投掷水球，共祝平安健康。2001年5月，第四期援圭医疗队员参加洒红节，与当地人和来自世界各地的游客一起狂欢。斑斓的色彩，迎接的是春天，表达的是祝福，分享的是喜悦，代表的是融入。（陈永汉供图）

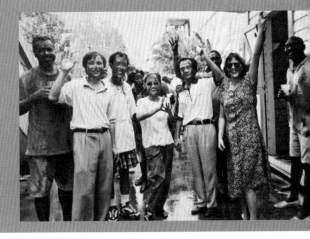

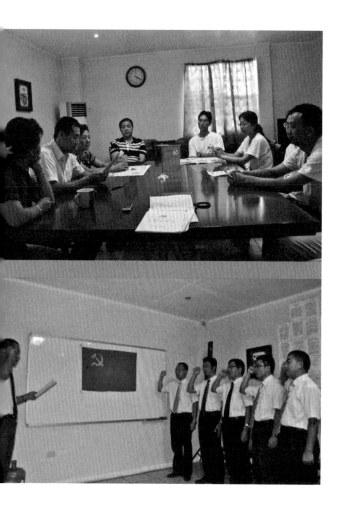

入党在海外

　　身处异域他乡，让队员们强烈地感受到今天中国的发展对世界的影响，深切体会到国家强盛的重要，对党的认识也愈加具体而深刻，许多人主动向党组织靠拢，支部成为队员们的精神依靠。图为2010年6月13日，第八期援圭医疗队党支部在驻地召开发展党员支部会议。（胡寅供图）

　　又有一批医疗队员光荣加入中国共产党。第九期援圭医疗队支部书记带领医疗队新党员们进行入党宣誓。（赵文星供图）

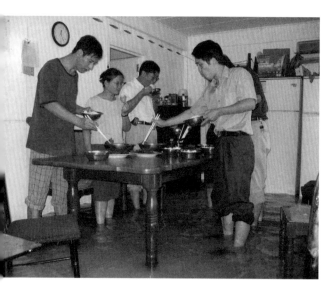

洪水来了

　　2004年12月，圭亚那乔治敦驻地遭遇洪水。一楼浸满洪水，队员们只能站在水里吃饭。

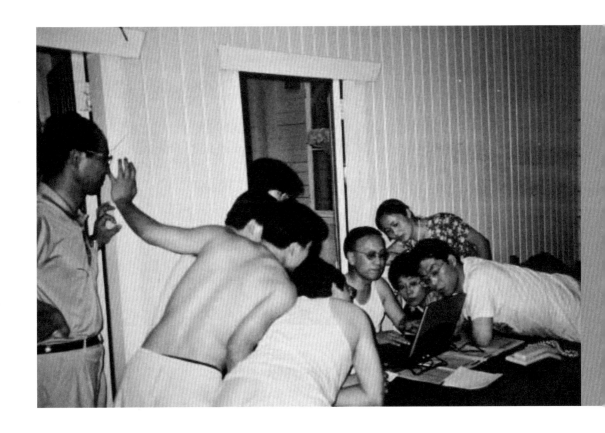

医疗队员初上网

　　上世纪60—90年代，医疗队主要靠收音机和国内寄送的报纸、杂志来了解世界和国内发生的事。进入新世纪，网络对人们的工作和生活影响越来越大。2000年7月，第四期援圭医疗队率先通过国际互联网在圭亚那成功上网。好奇心让队员们蜂拥而至，迫不及待地争睹网络"风采"。互联网技术的运用让队员与国内靠得更近，同时让纸质家书逐步淡出队员的生活。今天，QQ、Facebook、Skype、推特等已成为队员与家人、同事、单位联系的常规手段。医疗队和队员个人的博客成为展示形象、记录历史和相互沟通的信息平台。（杨邦杰供图）

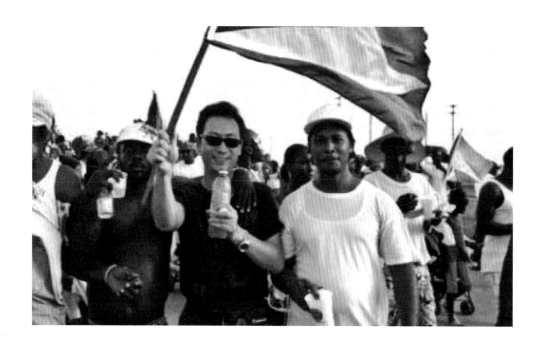

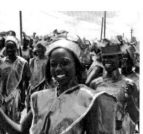 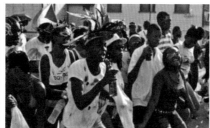 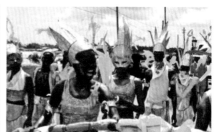

共和日，我们一起游行

　　入乡随俗是中国的古训。每年的2月23日是圭亚那的共和日，当地都要举行盛大的游行，人们着奇装异服从四面八方涌入乔治敦等地的主要街道，很多彩灯和彩车也加入到游行队伍里，形成圭亚那民俗文化一道亮丽的风景线。队员们自然不会放过此等良机，近距离了解圭亚那，亲身参与和体会狂欢带给自身的愉悦。

　　上图（四幅）：2011年2月，第九期援圭医疗队员参加圭亚那共和日游行。（陈锦鹏供图）

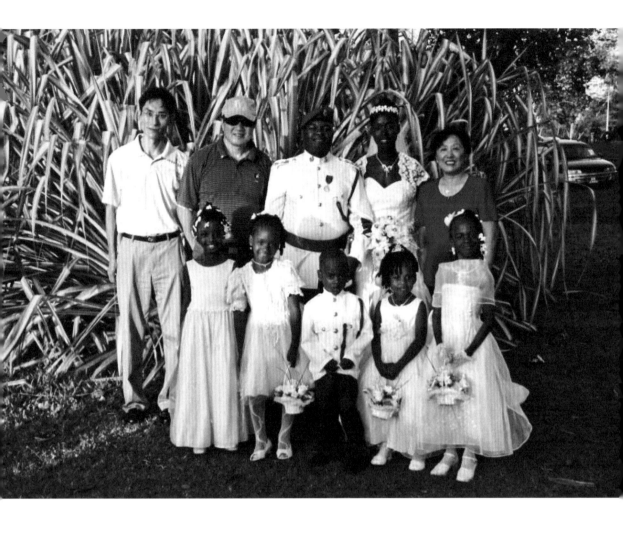

你的幸福我见证

帅气的新郎，妩媚的新娘，稚气的花童，节日般的气氛，一切是那么的美好、温馨。队员们也仿佛回到自己甜美的蜜月时光。

上图：2009年3月1日，第八期援圭医疗队员参加当地人婚礼。

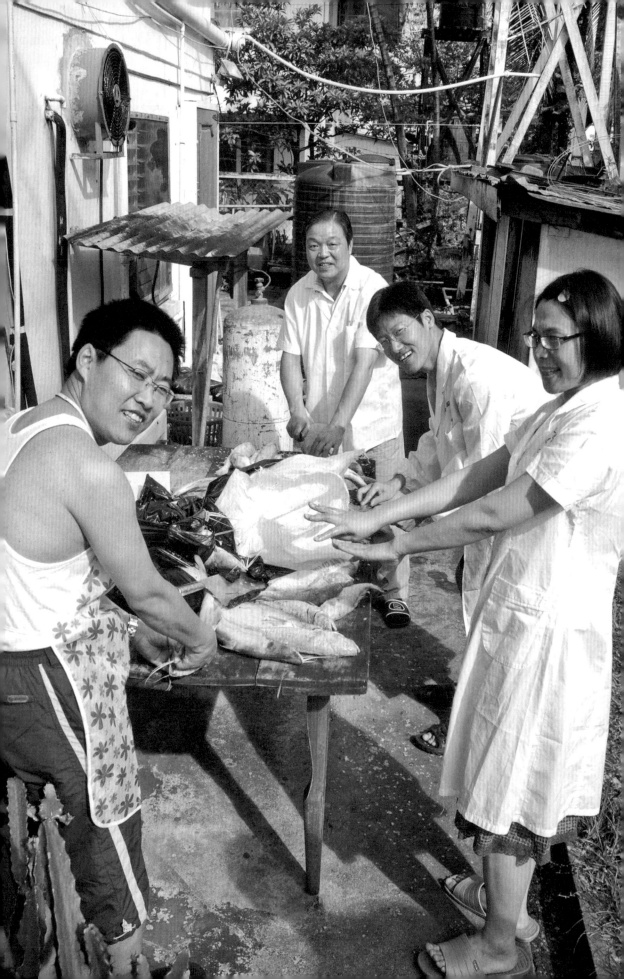

为了美味，不累！

批发是医疗队买菜的主要策略。因为一是人多，二是便宜，三是减少单人出行次数，保障安全。带来的问题是后续的处理，尤其是买到鲜货，光靠厨师显然负担过重，于是鲜货的深加工成了全队的事。

左图：第八期援圭亚那医疗队员齐上阵。（许明社供图）

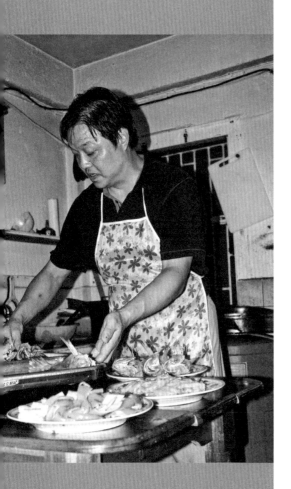

辛苦的大厨

民以食为天。在医疗队，厨师整天窝在驻地狭小的空间，常常独自一人，面对毫无生气的厨具，忍着巧妇难为无米之炊的无奈，做着屈指可数的菜品，这里面的酸甜苦辣不是一般人能体味的。尽管很多人认为厨师岗位并不起眼。试想：队员吃不到可口的饭菜，胃口出了问题，医疗工作能顺利开展吗？情绪能稳定吗？厨师在医疗队中"稳定器"的作用就不奇怪了。（许明社供图）

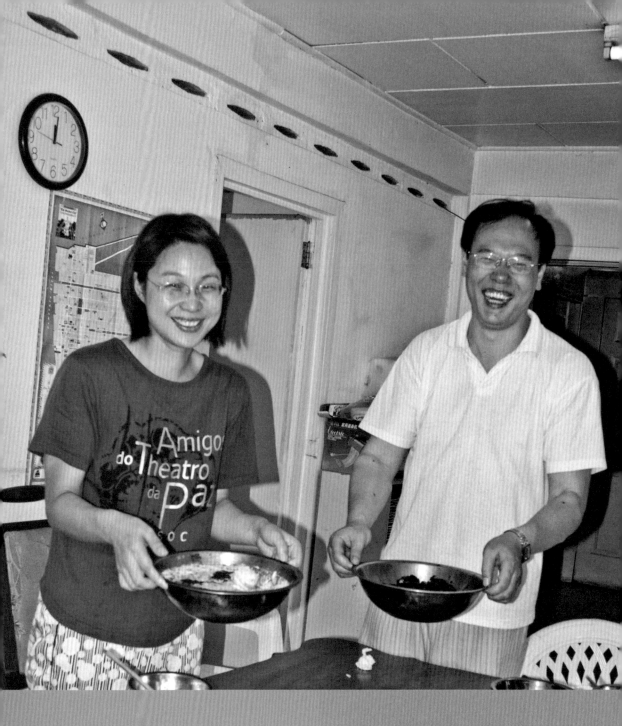

周末厨师

　　长期以来，医疗队有个"帮厨"制度，就是周末医生们轮流值厨。一来让厨师休息，二来换换口味，三是让队员展示厨艺。周末往往成为队员们比拼厨艺的美好时光。"帮厨"密切了队员之间的交流，融洽了队员之间的感情，在队里形成了互相帮助的氛围。

　　上图：援圭亚那医疗队员在展示他们帮厨成果，一脸的笑意，除了享受外，还有些对"满意度"的期许。（戴震华供图）

拿着小本子去买菜

在受援国，要能用外语和菜贩沟通，要了解当地有哪些菜符合队员们胃口，还要会砍价和算账。有限的资金考验买菜人的智慧。很多时候，买菜的队员不得不把很多内容提前记到一个小本上。当然，两个人一起来买，效率显然能更高些。

右图：2008年11月13日，援圭医疗队员在乔治敦菜场买菜。（马益民供图）

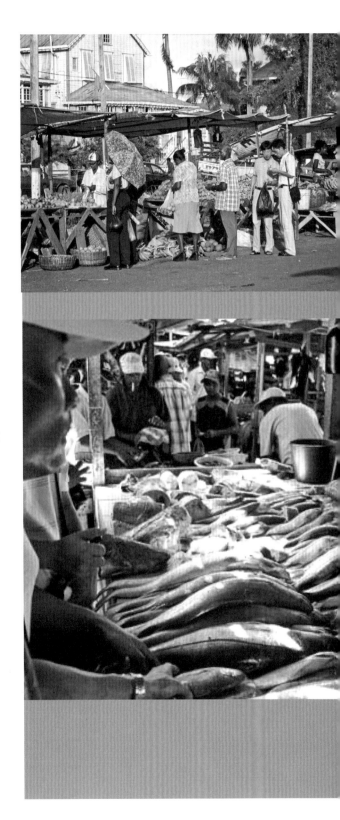

买鱼是个技术活

身在海外，买菜不容易，买鱼的技术含量更高，难就难在不识货，甚至是叫不出鱼的名字。有些鱼看上去漂亮，价格也不贵，但吃起来肉质粗糙，难以下咽。不过欣慰的是，看到跟国内不一样的东西，品尝了不同的滋味，多了份谈资。

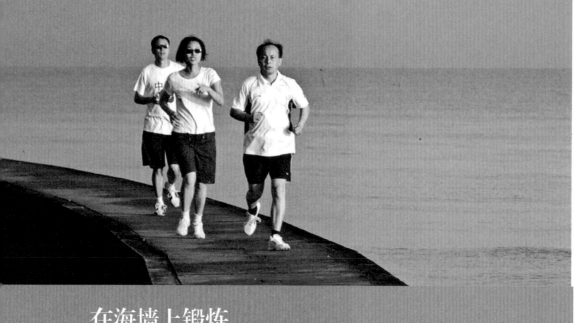

在海墙上锻炼

　　圭亚那的海墙，全长280英里，环绕几乎整个圭亚那的沿海地区。由于圭亚那大部分沿海地区低于海平面，当海水处于高潮位时，容易遭受海水侵袭。为保护当地居民，英国人从1855年开始修建海堤，今天的海墙不仅可以保护当地居民，而且是圭亚那人主要的休闲场所。援外工作很辛苦，良好的身体是基础，锻炼成了队员们日常生活的必修课，而场地的选择则各有千秋。在圭亚那，援外医疗队驻地不远处的海墙、风景优美、空气新鲜，成为队员们平时锻炼身体的好地方。

　　上图：援圭医疗队员在海墙上晨练。（陆品红供图）

印第安村口

　　2008年9月6日，援圭医疗队在当地印第安村口榕树下合影。

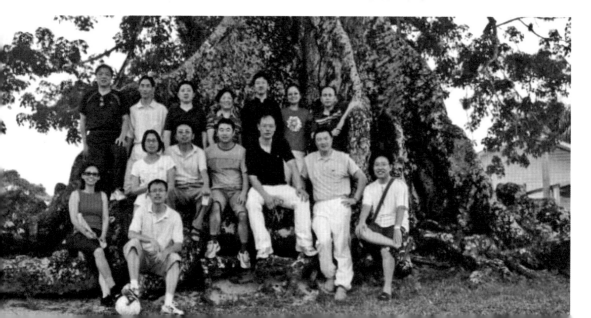

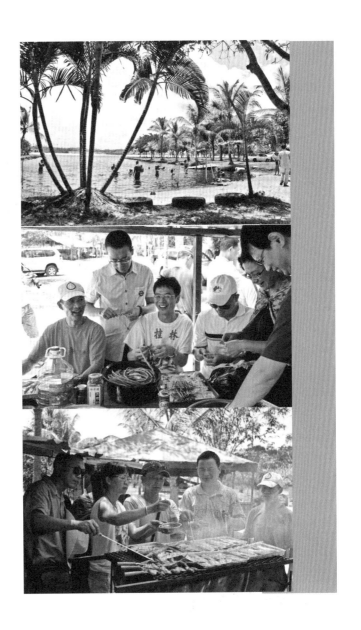

休闲生活

　　斯普拉希明度假村位于去往林登的高速公路旁，是当地著名的景点，也是游泳和烧烤的最佳去处。每逢节假日，大量游客便会蜂拥而至。因为这里的河水呈深褐色，当地华人称之为"可乐河"或"黑水河"。医疗队员在黑水河边烧烤。

宿舍"风光"

第八期援圭医疗队林登驻地队员狭小的卧室，既是休息的地方，也晾晒衣物。当时手提电脑已普遍使用。

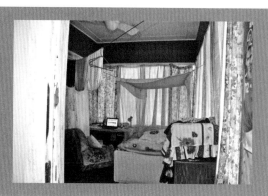

包饺子，齐动手

包饺子不仅可以改善饮食，还是队员们一起聊天、交流感情的好机会。大家一边认真包饺子，一边拉拉家常。

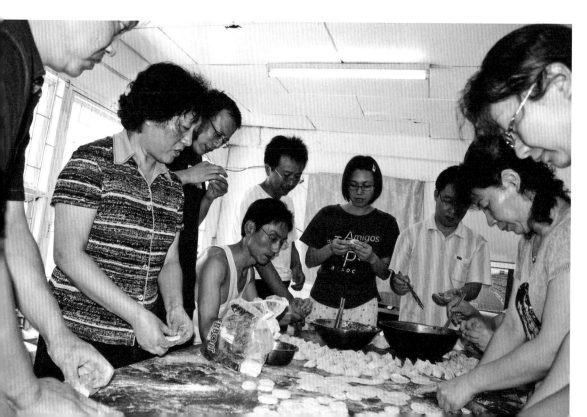

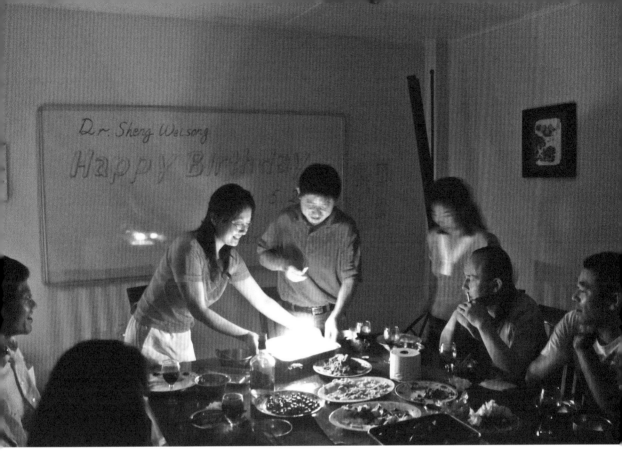

温馨的生日聚会

　　援外医疗队在国外就是一个大家庭，大家一起工作、一起生活。谁的生日到了，也少不了一番热闹。好酒、好菜、生日蛋糕、蜡烛等一应俱全。别样的策划往往倾注着队友们的一片深情，感动"寿星"一辈子，泪称："一路上有你们，真好！"

　　上图：援圭医疗队举办生日聚会。（盛伟松供图）

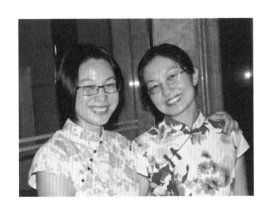

旗袍姐妹花

　　旗袍姐妹花，优雅、青春、靓丽、活力四射，微笑中展现的是自信和东方的美，传递的是中国悠久的历史和灿烂的文化。

　　左图：2010年10月，援圭医疗队员身着旗袍参加圭亚那政府举办的活动。

主题故事 » 行前培训：做更好的自己

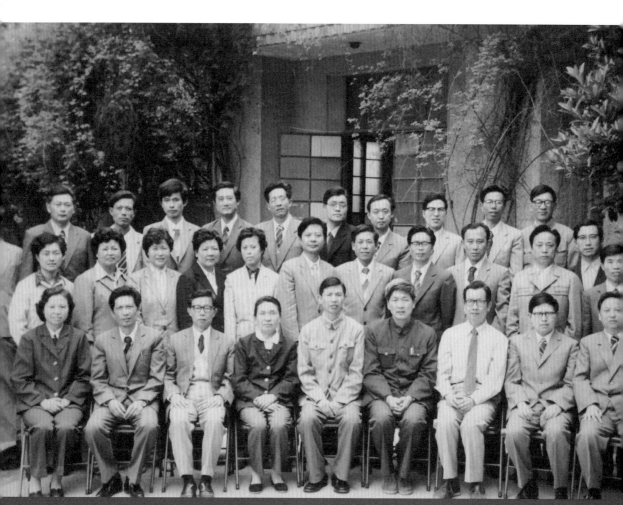

1985年5月，第十一期援桑医疗队员在英语培训班结业仪式后合影。

上世纪60—70年代，江苏援外医疗队大多是到北京集中，接受为期1—3个月的出国前培训，80年代以后主要在江苏省内集中培训，培训内容主要包括我国对外方针政策、外事纪律、外语、医疗队规章制度等。

援外医疗队出国前培训对于队员大局意识和组织纪律性的养成、队员之间的磨合、团队打造以及个人英语水平的提高至关重要。

右图（三幅）：1980—1990年间，江苏省卫生厅编写的培训教材。

下图：1973年的医疗队员培训教材《常用英语医学词汇》。

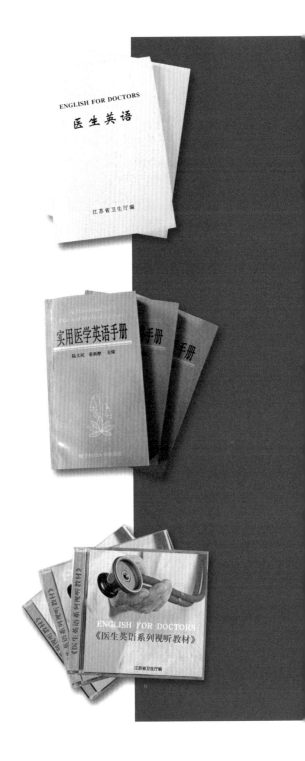

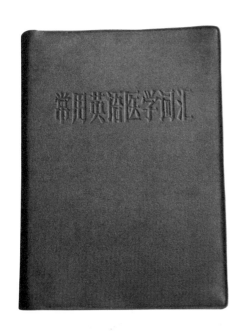

　　援外医疗队员来自不同的单位或同一个单位不同的科室，相互了解有限，更没有生活在一起的经历，加上在国外工作，要面对饮食、气候、疾病、语言、宗教、文化等诸多挑战，因此，队员在出国前需要时间磨合，形成一个强有力的团队，同时掌握在国外生活、工作所需特殊技能，出国前培训就显得尤为重要了。在以往出国前培训管理的基础上，自2007年起，增加了以下内容：（1）团队建设课程：拓展训练、军训、团队理论、有效沟通等科目；（2）技能课程：心理疏导、声乐、音乐鉴赏、摄影、健身、球类、计算机知识、传染病防治、烹饪等课程；（3）大局意识课程：爱国主义教育、国情教育、国际形势、宗教知识讲座等；（4）实践课：每月组织一次大型活动、数次小型活动、圣诞晚会、主题班会、演讲、晨练等；（5）英语学习：引入外教，开展小班化教学等。

拓展训练

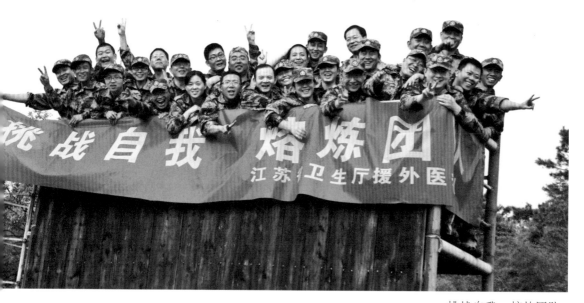

挑战自我，熔炼团队。

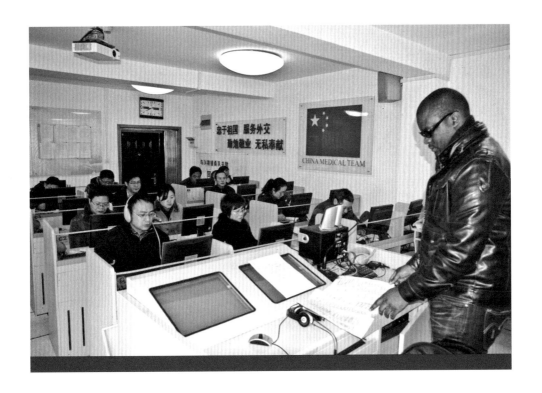

英语学习

　　英语学习是出国前培训的主要内容，包括口语、听力、医生英语、英文病历撰写等内容。

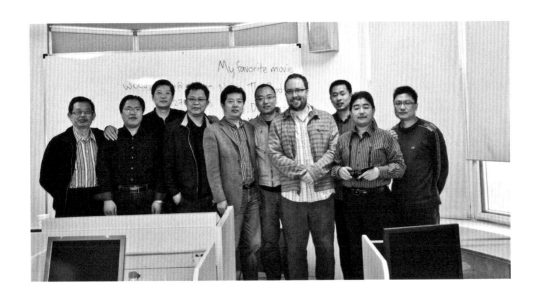

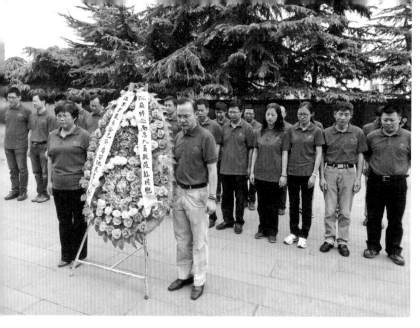

爱国主义教育

　　不忘国耻，实现民族复兴。2012年10月，第二十五期
援桑医疗队、第十一期援马医疗队参观侵华日军南京大屠
杀遇难同胞纪念馆，向死难者敬献花圈。

摄影课

　　现代数码摄影是一项技术。摄影课上队员们相当投入，收获颇丰。

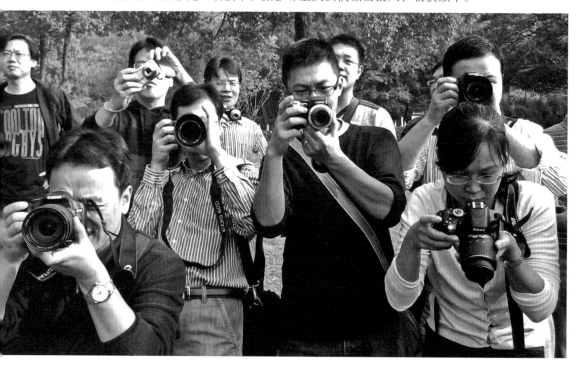

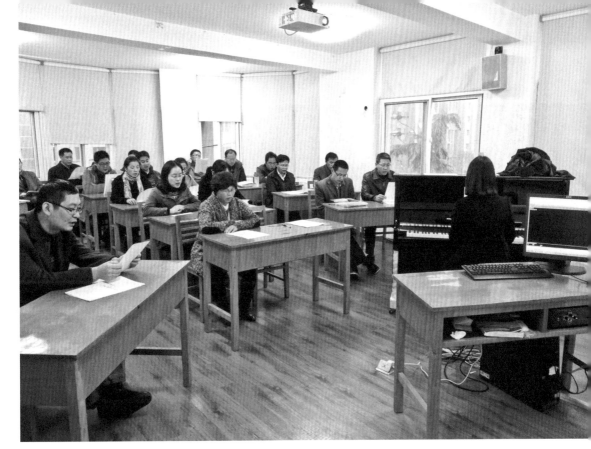

声乐课

歌声能凝聚人心，鼓舞士气。自2008年起，每一期援外医疗队都有自己的队歌，有必唱曲目和本队自选曲目，歌声陪伴队员完成两年的援外任务。

体育课

乒乓球是我国的"国球"，乒乓球运动在我国有广泛的群众基础，也是队员最喜爱的体育项目之一。

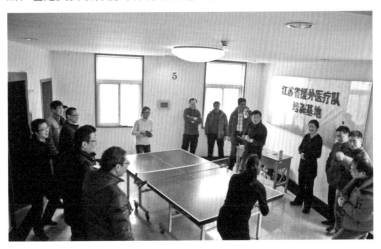

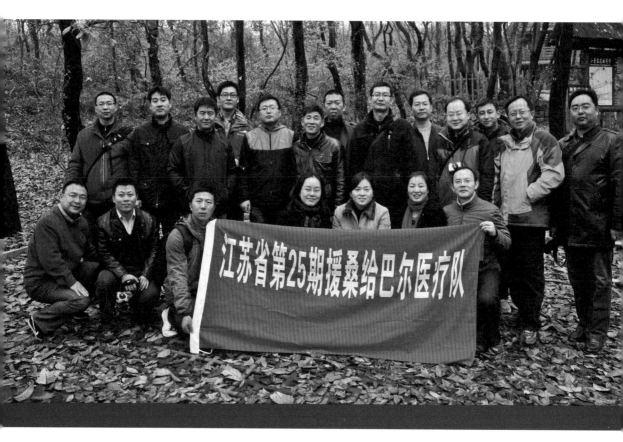

郊游

　　紧张的学习之余，郊游成了医疗队放松心情的主要活动之一。

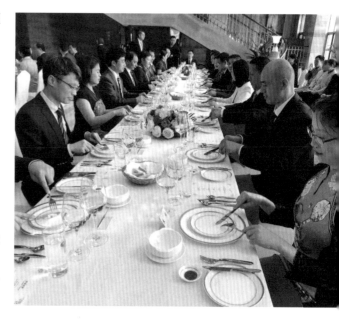

礼仪课

　　不学礼，无以立。医疗队员不仅要掌握基本的商务、涉外礼仪，还得学习西式商务宴请礼仪的整个流程，包括餐具的摆放、使用等。

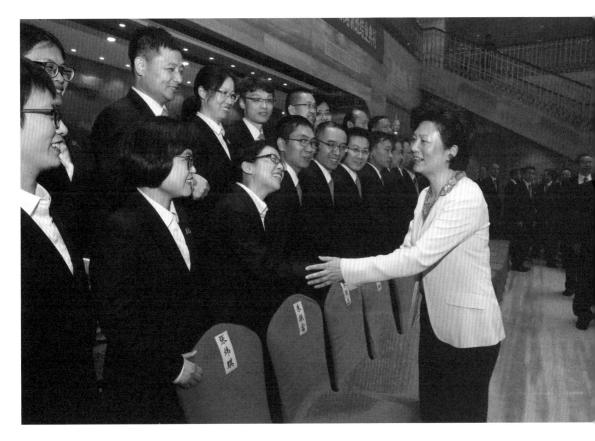

我们是"民间外交官"

2019年6月25日，江苏省卫健委负责人在第二十九期援桑、第十五期援圭和第十五期援马医疗队培训班结业典礼上说，"作为民间外交官，我们要积极有效地传播中国声音、弘扬中华文化，打造江苏援外医疗队品牌"。

接过队旗，挑起重担

队旗，一支队伍责任和荣誉的象征。自2012年起，每年援外医疗队出国前培训结束时，江苏省政府领导都会为医疗队授队旗。

右图：第十一期援马医疗队授队旗仪式。

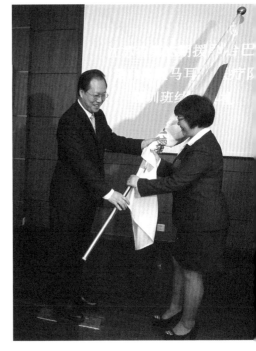

2007年，在江苏省政府的支持下，江苏省卫生厅启动援外医疗队驻地建设计划，分期分批对3支医疗队5个点驻地进行新建和改扩建。2013年6月，医疗队5个驻地建设全面完工。此举彻底改善了江苏援外医疗队住房条件，保障了队员的安全，极大地提升了队员的工作热情，树立了中国医疗队良好的形象。

桑岛驻地

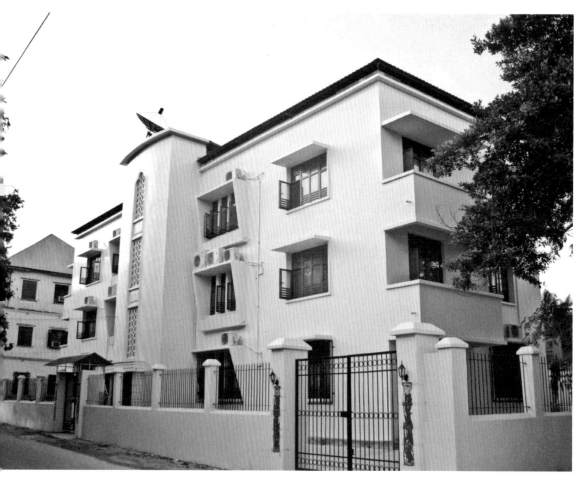

改造后的桑岛驻地外景。

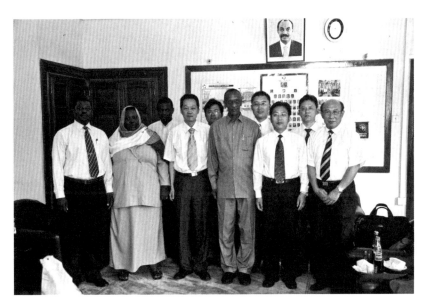

　　2008年5月10日，由江苏省卫生和财政等部门组成的工作组在桑给巴尔与卫生部长穆格瑞（前排右三）讨论进一步改善援桑医疗队生活设施等事宜。

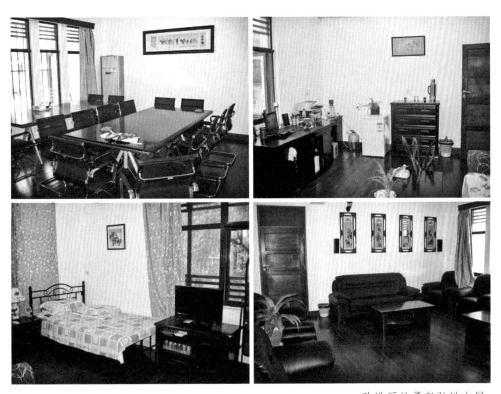

改造后的桑岛驻地内景。

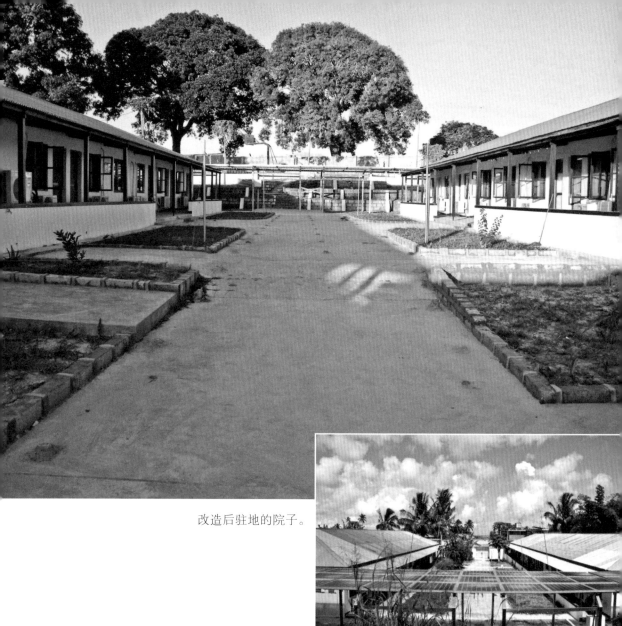

改造后驻地的院子。

奔巴驻地

　　2009年11月28日，由江苏省出
资的援桑医疗队奔巴驻地改扩建工
程动工。

　　2010年4月10日，历经5个月的
努力，援桑医疗队奔巴驻地改扩建
工程全面竣工。

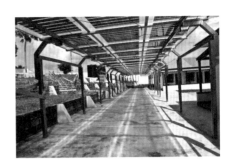

驻地有了太阳能供电系统。

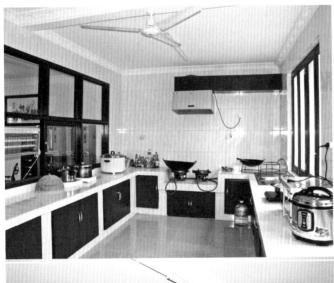

改造后的驻地厨房宽敞洁净。

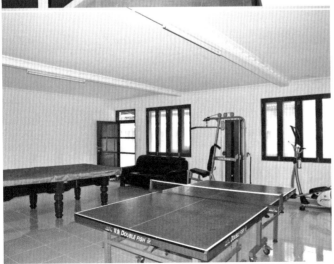

驻地还新增了活动室供队员们休息、锻炼。

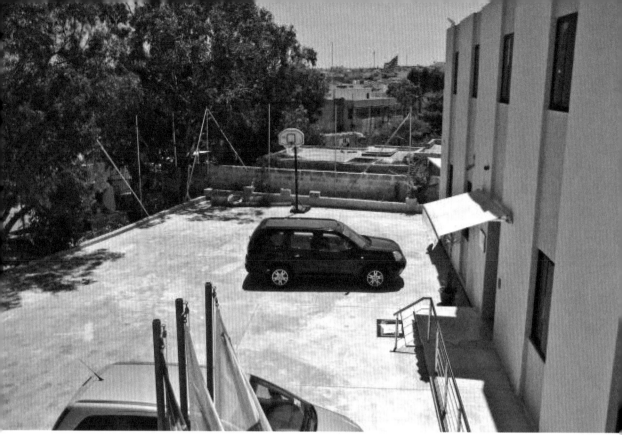

整修一新的中医中心。

马耳他驻地

2010年12月，在江苏省政府的支持下，江苏省卫生厅对马耳他地中海地区中医中心进行全面改造。

改造工程包括：建筑面积为610平方米的地中海地区中医中心和援马医疗队住宅楼，庭院改造面积为1600平方米。改造后，中心诊疗区和生活区完全分开。诊疗区面积170平方米，包括候诊区、治疗室、培训室等区域。生活区分为公共活动区、厨房、会议室（餐厅）、健身房、储物间、洗衣房和6间队员宿舍（包括独立的卧室、起居室和卫生间，人均面积约40平方米）。

在中国驻马耳他使馆的帮助下，经第九期援马医疗队艰苦努力，2011年6月28日，中国驻马耳他使馆经商处参赞代表中国卫生部与马耳他卫生、老年和社区保健部初级卫生保健司司长布苏蒂尔，正式签署《关于合作改造地中海地区中医中心项目谅解备忘录》。

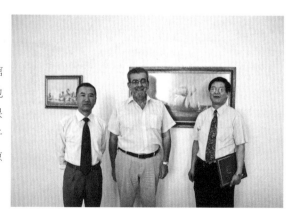

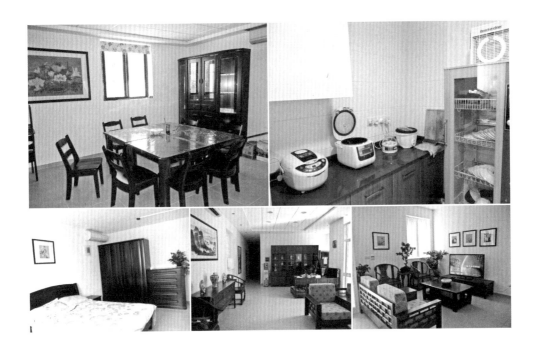

    2012年7月1日，历经5个月的建设，马耳他地中海地区中医中心以及援马医疗队驻地改造工程全面竣工。浓郁的中国特色、舒适的就诊环境赢得了马耳他各界的交口称赞。

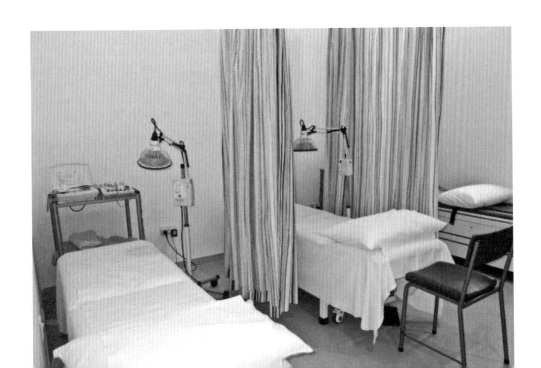

圭亚那乔治敦驻地

2007年5月18日，援圭医疗队乔治敦点专家楼奠基仪式举办。新驻地使用面积2880平方米，总建筑面积1100多平方米，3层框架结构，包括队员宿舍15间，每间面积约40平方米（含独立的卧室、起居室、储藏间和卫生间），会议室、厨房、餐厅、活动室、健身房、储藏室、车库等一应俱全。

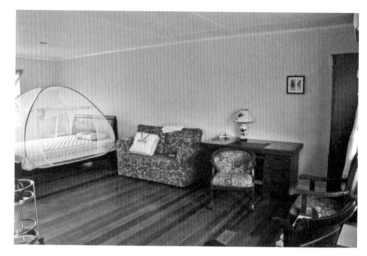

2009年的队员新宿舍。

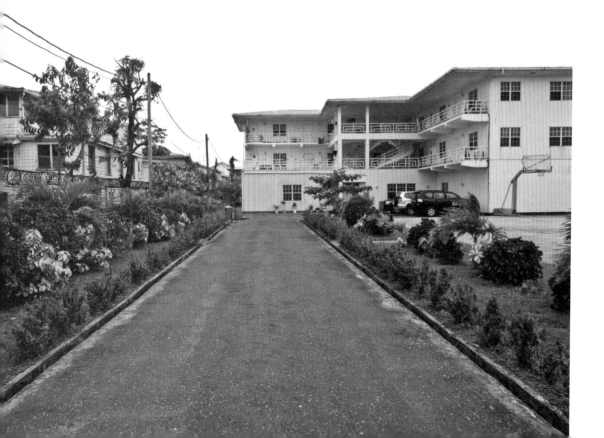

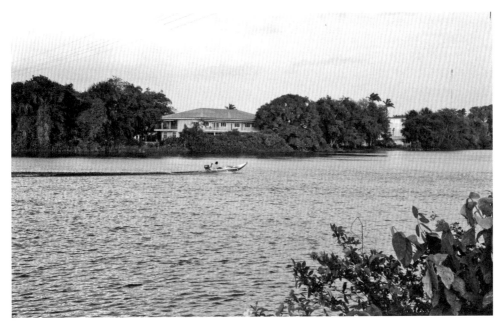

绿树掩映中的林登专家楼。

圭亚那林登驻地

　　2011年4月13日，中圭双方在圭亚那乔治敦签署了关于林登驻地专家楼建设的备忘录。根据备忘录，圭亚那卫生部无偿提供一块在林登医院内的建房用地给中国医疗队修建新的住房。江苏省政府出资与圭亚那政府共同修建。该楼占地面积3012平方米，总建筑面积1485平方米，共两层，包括7间单人房（配独立卫生间）、公用餐厅、会议室、活动室、厨房、储藏室、车库、篮球场和花园等。2011年10月12日，中国驻圭亚那大使于文哲与圭亚那卫生部长拉姆萨米共同为援圭医疗队林登驻地专家楼奠基。

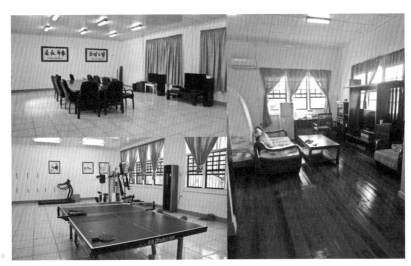

林登驻地内景。

命运相连 共创未来

当今世界，正处于"百年未有之大变局"；当今中国，正日益走近世界舞台中央。在这样的大背景下，中国共产党人创造性地提出了推动构建人类命运共同体的非凡理念。

援外医疗是推动构建人类命运共同体的宝贵实践。从1964年向桑给巴尔派出第一支医疗队开始，江苏医疗援外的脚步就一直未曾停歇。半个多世纪以来，在碧浪翻卷的印度洋畔，在丁香飘红的海岛，在地中海心脏的岛国，在大西洋畔的南美水乡泽国，医疗队员们以青春和心血谱写了一曲曲国际主义凯歌，以智慧与绝技创造了一个个惊人的奇迹。

走进新时代，迎接新未来。江苏援外医疗工作将继续坚定不移地贯彻我国对外政策和对外援助的方针，高扬国际主义旗帜，秉承周总理的嘱托，全心全意地为受援国人民服务，把援外医疗工作推向新的历史进程，进而为推动构建人类命运共同体做出贡献。

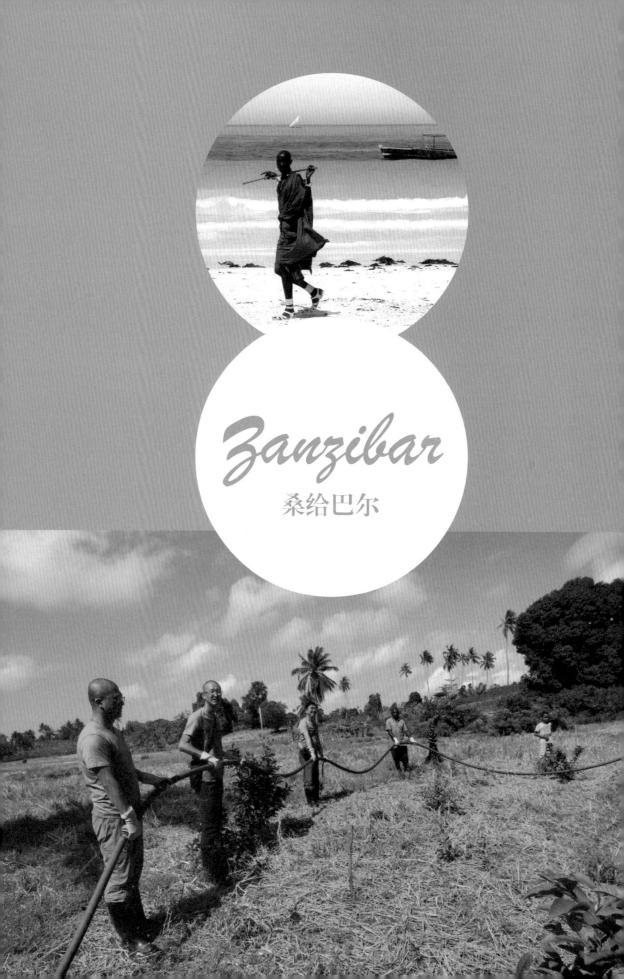

Zanzibar

桑给巴尔

援桑血吸虫病防治项目

2016—2019年，江苏承担了"中国—桑给巴尔—世界卫生组织三方合作控制与消除桑给巴尔血吸虫病项目"，这是中国血吸虫病防治技术和策略首次在非洲实地运用。项目以药物灭螺、药物化疗、健康教育等综合性防治措施为主，通过中坦双方两年多时间的努力，示范区的人群感染率由原来的8.92%下降到1.36%，有3个试点区达到血吸虫病消除标准。世界卫生组织在全面调查项目实施情况后表示，中国的血防援助取得了很好的防治效果，尤其是药物灭螺控制血吸虫病流行效果显著，为非洲血吸虫病控制和消除开创了新局面。

2019年5月10日，桑给巴尔总统谢因听取项目评估反馈情况后，充分肯定了项目成绩，特别是人群感染率的显著下降和水泡螺的控制，感谢中方专家们两年来为当地人民健康所做出的贡献。谢因总统建议，将项目扩展至整个桑给巴尔，实现消除血吸虫病目标。

左图：中方专家正在进行现场灭螺。

右图（上）：认真查螺。

右图（下）：指导当地居民预防性服药。

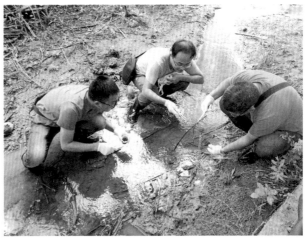

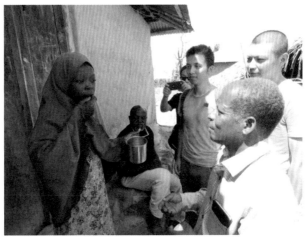

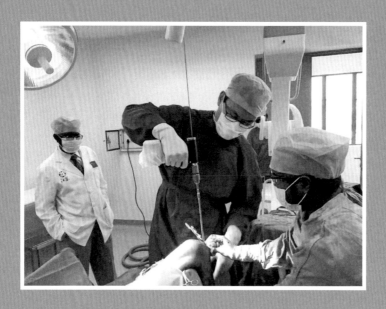

"我感觉我得到了一条新腿"

2017年5月，江苏省向奔巴阿卜杜拉·姆齐医院捐赠骨科微创器械。对此，当地著名媒体ZANZIBAR LEO在专访中写道："桑给巴尔的骨科进入了微创的交锁髓内钉时代"。

因运动事故导致左侧胫骨骨折的桑给巴尔足球小运动员穆萨成为该器械的首位受益者。为他做手术的江苏第二十六期援桑队员杨晓说，这个手术耗时约1小时，如果没有这套器械以及相关技术，就不可避免地会对骨折区域的软组织造成进一步损伤。如果穆萨选择去印度治疗，来回的路费以及手术总费用将超过1500万坦桑尼亚先令，这是他的家庭根本不可能负担得起的。术后仅一天，这个少年就能轻松抬起左腿了。他说："术前我痛得睡不着觉，现在我一点都不痛了，我感觉我得到了一条新腿。"

其实，由队员来开展这样的手术并不是捐赠的主要目的。这个项目主要是为了培训当地的医生熟练掌握此项技术，以便将来能够独立开展这项微创手术。在奔巴丁香采摘的季节，会有很多这样的患者需要得到治疗。（杨晓供图）

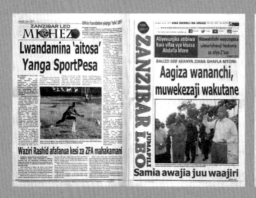

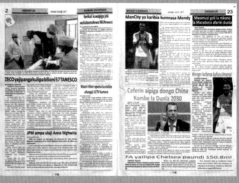

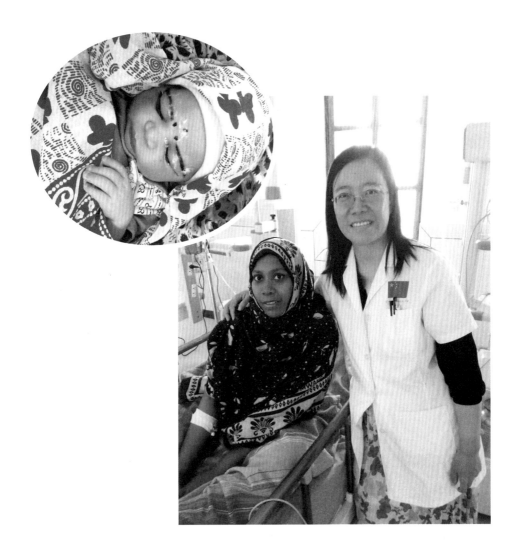

病人的微笑是最美的

　　一位桑岛的产妇，产后大出血，转到中国医生手上，判断弥漫性凝血功能障碍。整个抢救过程持续了两天两夜，病人失血量达6000毫升，可以说流光了身体所有的血，但在医疗队员们的手中她奇迹般地活下来了。在场的医生和护士都竖起了大拇指对队员们表示感谢。队员们却说："对于我们来说，病人的微笑是最美的，是对我们最好的报答。"

　　按照桑给巴尔的风俗，新生儿出生后会描眉画眼，寄托了父母对孩子的美好祝愿，而母子平安便是援外医疗队员对他们最美好的祝愿。看到这天使般的小脸，队员们也不觉得累了。（吴伟燕供图）

"吉祥三宝"

这些是奔巴医院麻醉科极其重要的物件，队员们戏称为"吉祥三宝"。每次新老医疗队交接时，老队员都会十分慎重将这几样"宝物"交接给新队。一旦丢失，就无法更换氧气瓶，导致手术无法开展。

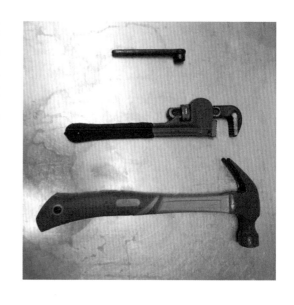

上门服务

医疗队除了在医院坐诊，有时也会应邀上门查看病人。（高运来供图）

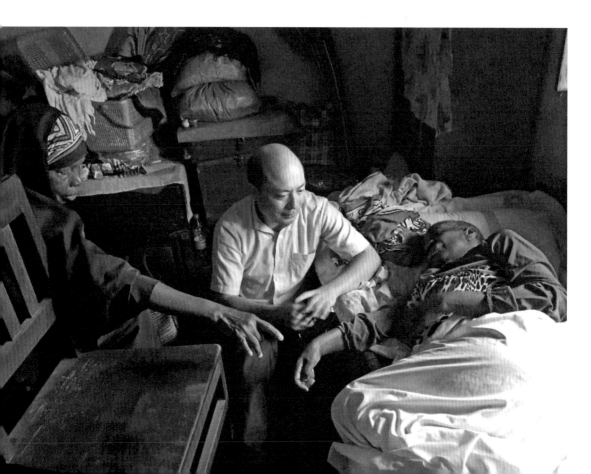

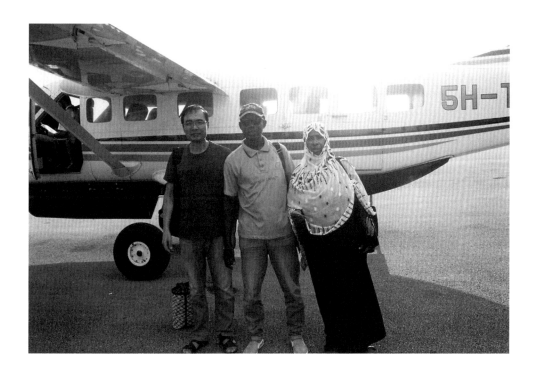

乘飞机出诊

医疗队的眼科医生，经常利用业余时间乘飞机前往奔巴维特医院开展慈善眼科手术。队员每次来总是想尽自己最大的努力多看点病人、多做点手术，总想能实实在在帮到当地百姓。虽说在维特吃不好、睡不好，工作比较艰苦，但看着患者术后重见光明时十分开心的样子，队员心里充满了喜悦和成就感。

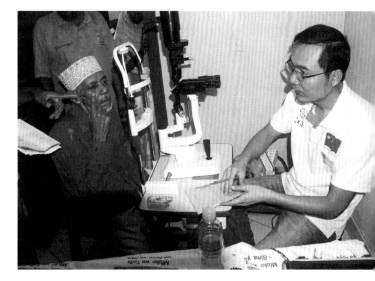

亮相荧屏

　　2014年3月5日晚，第二十五期援桑医疗队口腔科医生应邀到桑给巴尔电视台做有关唇腭裂治疗和预防方面的电视访谈节目。中国医生在45分钟节目里详细介绍了唇腭裂发病原因、预防措施、最佳治疗年龄等内容，并接受观众电话咨询。节目播出后产生很好的影响，桑给巴尔电视台表示希望今后继续与中国医疗队合作。在相对贫穷落后的桑给巴尔，健康教育无疑是促进人群健康的有效手段，中国援外医疗队通过电视走进桑给巴尔寻常百姓家。（刘华联供图）

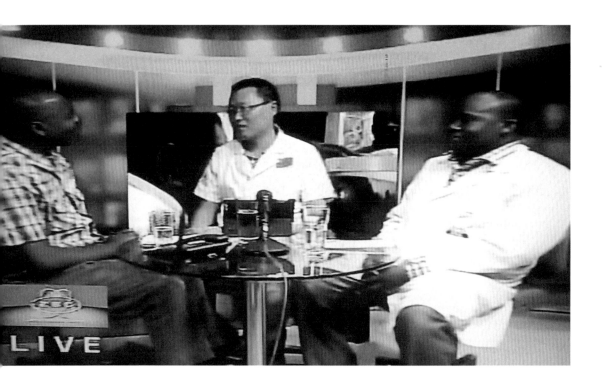

走进桑给巴尔健康学院

　　桑给巴尔健康学院是桑给巴尔最大的医学类院校，也是桑给巴尔唯一培养口腔科医生的学院，学制三年。2014年6月24日，桑给巴尔健康学院邀请第二十五期援桑医疗队口腔科医生为该院学生开设口腔颌面部肿瘤讲座。精彩的讲座吸引了学生们，长达3小时的授课无一人中途出去，大家聚精会神地听，专心致志地记笔记。课后学生们还围着中国医生讨论中国颌面外科发展情况，并表示有机会一定到中国读书深造。（刘华联供图）

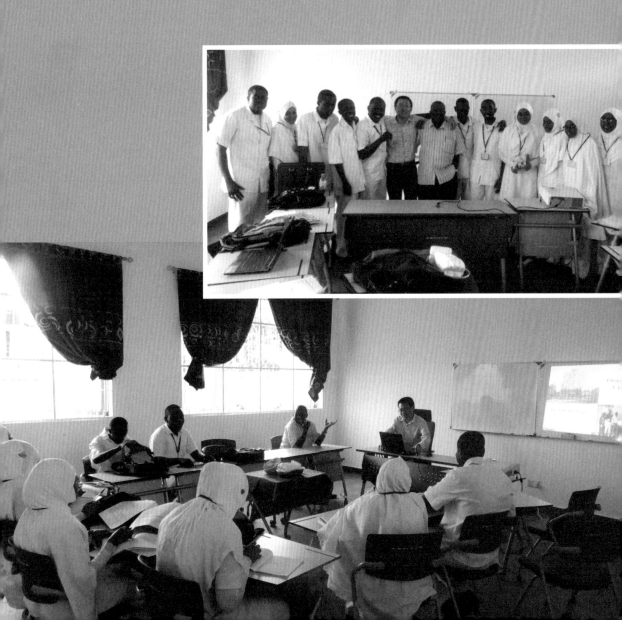

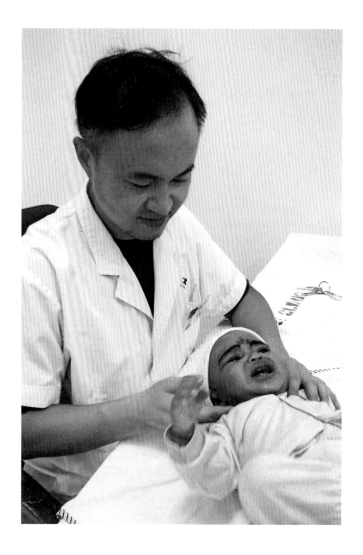

中医治疗小儿先天性斜颈

  2016年6月的一天，第二十六期援桑医疗队员潘迅接到通知，有一个五官科的病人需要他会诊。原来这是一个两月大的女婴，上个月妈妈发现孩子的脖子总是偏向右侧，并在右侧颈部发现一个肿块，当时去医院B超检查诊断是脂肪瘤。经过5个月的中医推拿治疗，潘迅告诉妈妈，她可以不必为孩子的斜颈来医院了。经过这段时间的治疗和她的配合，孩子的恢复情况很好，颈部的肿块已经消失，颈部活动也完全正常，可以确认已经痊愈。

  由于当地的医生和助手对这个病不了解、不认识，缺乏规范的诊治手段，队员们专门制作了关于这个病的幻灯片，在科室做了相关的讲座和交流，并且建议在晨会时向全院，尤其是产科、新生儿科的医务人员，阐述小儿先天性肌性斜颈的诊断标准和推荐具有中医特色的推拿疗法。（潘迅供图）

中医培训

桑给巴尔大学每年都有学生在纳兹摩加医院中医科见习，了解中国的传统医学。（潘迅供图）

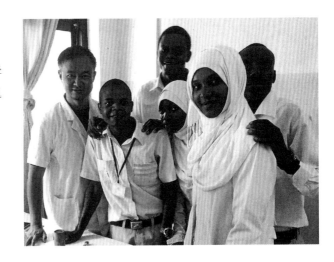

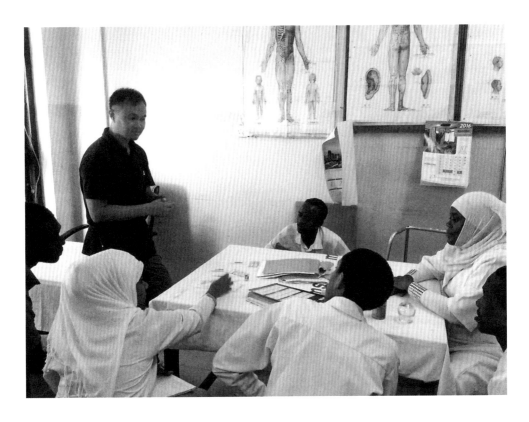

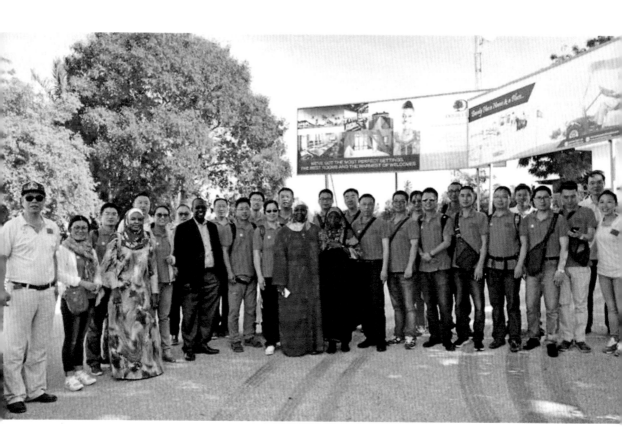

援桑医疗队改成一年一派

第二十七期援桑医疗队于当地时间2017年6月13日抵达桑给巴尔。该队是援桑医疗队改为一年一派后派出的首支医疗队。第二十六期援桑医疗队是最后一支执行两年援桑任务的医疗队。（黄东晓供图）

综合施策，提升受援国医院管理水平

在我国政府的支持下，奔巴阿卜杜拉·姆齐医院于2016年底完成改造。尽管医院的硬件水平在桑给巴尔首屈一指，但是管理水平亟待提高。第二十七期援桑医疗队抵达奔巴后，立即着手帮助医院建立各项规章制度，做到制度上墙、书进口袋，人员定期接受培训，使医院的管理水平得到进一步提升。桑卫生部长得知情况后，专程赶到奔巴医院，实地了解医院制度建设。（陈尔东供图）

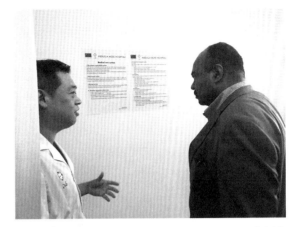

桑卫生部长专程赶到奔巴医院，实地了解医院制度建设情况。

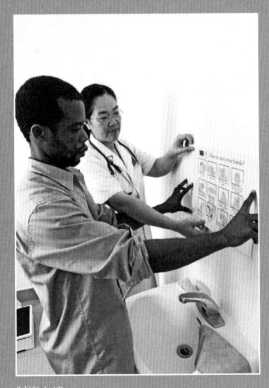

制度上墙。

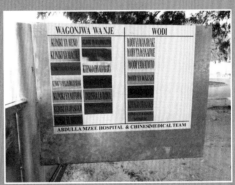

标识清晰。

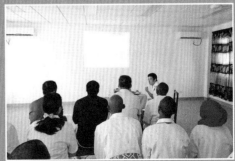

定期培训。

在坦桑尼亚全国年会上表演手术

　　2017年度坦桑尼亚耳鼻咽喉医师协会全国会议于2017年11月22—25日举办，除首日会议在达累斯萨拉姆市进行外，其余日程均安排在桑给巴尔举行，主要由纳兹摩加医院承办。第二十七期援桑医疗队耳鼻喉科医生作为唯一参会的中国医生，被邀请以专家身份参与过敏性鼻炎治疗的圆桌讨论，与来自美洲、欧洲、亚洲和非洲等地的众多专家学者交流和学习，代表中国医生发表了专业意见，让世界听到了中国医生的声音。会议期间，中国医生应邀做鼻内镜手术演示，引起与会代表的极大兴趣。（王俊国供图）

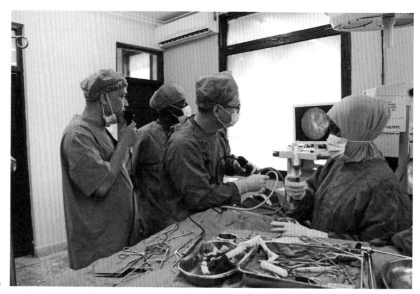

手术直播。

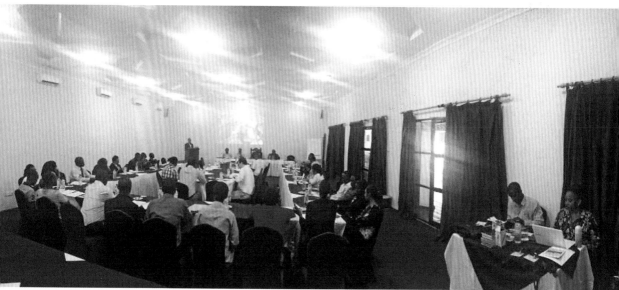

大会现场。

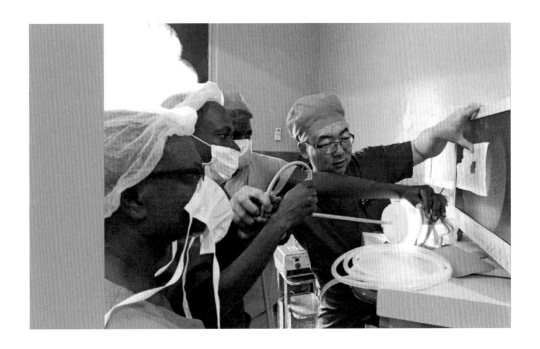

因陋就简，实施模拟教学

　　为让桑给巴尔医生尽快掌握腹腔镜技术，医疗队员结合当地实际，自制了多件模拟器材供当地医生练习，包括可视腹腔模拟器、可视膀胱模拟器、腹腔镜基本技术练习面板等。经4名助手的学习和实践，反响非常好，所学技术在实际手术中也得到印证和使用。

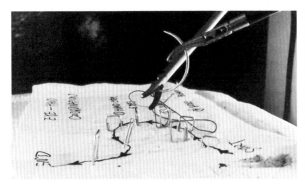

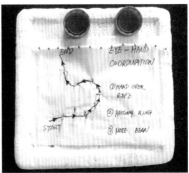

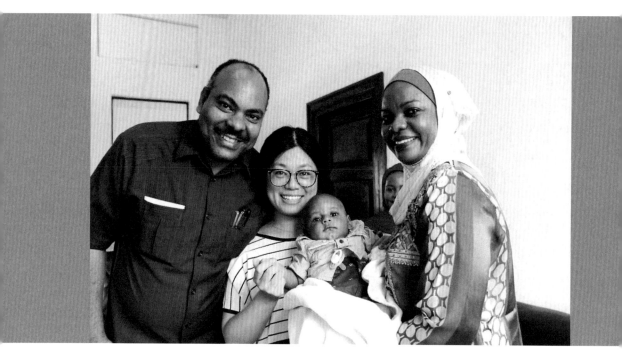

为桑弱势群体讲课。

与部长一起

　　医疗队员积极参与许多当地志愿者服务，比如：与桑给巴尔的弱势群体和问题青年分享自己的成长经历，鼓励他们征服困难，绝境中不放弃；为当地妇女们讲解宫颈癌的预防与检测相关知识，深入各个社区进行健康知识宣讲和调研。此举得到桑给巴尔卫生部长的高度赞许和肯定。（翁侨供图）

中国医生的"金手指"

　　这张老照片拍摄于1968年的北京，母亲怀抱刚出生的女儿，一脸幸福。这位母亲和她的丈夫一起于1968年被桑给巴尔政府派到北京友谊医院进修。女儿叫法伊萨，在北京出生，现在是桑给巴尔纳兹摩加医院消化科医生。也许是受父母的影响，法伊萨学了医，在医院一直跟着中国医生学习。她很喜欢中国，非常信赖中国医生。2012年，法伊萨背上长了皮脂腺瘤，找当地医生开刀后，2014年又复发了。这次她找到中国医生为她做手术，感觉一点不疼，跟第一次手术完全不一样。她说：中国医生是"Golden Fingers"（金手指）。

　　左下图：老照片。（孙克文供图）

　　右下图：2014年，法伊萨（前排左一）、法伊萨母亲（前排左二）与中国医生合影。（孙克文供图）

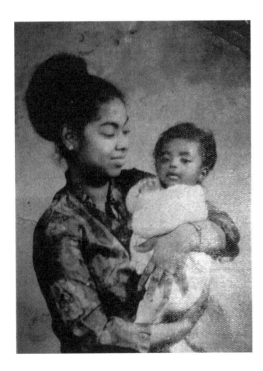
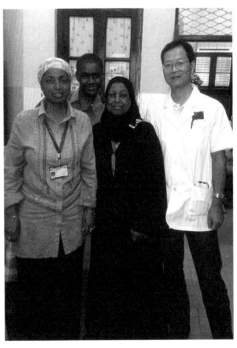

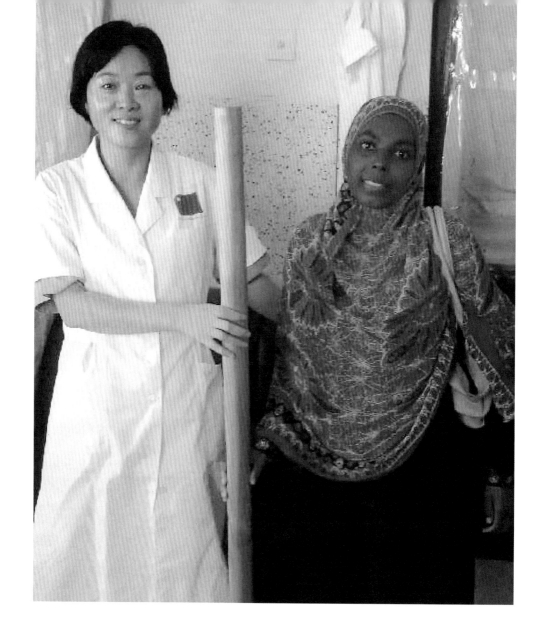

"擀面棍"——一份特殊的礼物

　　法图玛是桑岛一位小学老师，因为患妇科疾病，经人介绍认识了第二十五期援桑医疗队妇产科医生，经中国医生手术后恢复很好。此后法图玛常来医院看望中国医生，渐渐地与中国医生成为无话不谈的好朋友。一次闲聊中，中国医生说起中国人喜欢面食，常常自己用擀面棍做面条和水饺等。说者无意，听者有心。法图玛找到当地一位木匠，按照她自己的理解，做了一根长约1.6米的擀面棍。一天上午，法图玛来到中国医生办公室，不巧中国医生在手术，法图玛就一直等到下午3点中国医生手术结束，才亲手将超大"擀面棍"送给中国医生。拿着这根擀面棍，队员感到的是一份沉甸甸的心意。队员说："这是一份特殊的礼物。虽说援外生活非常辛苦，我们身在异国他乡，失去的很多，但得到的同样很多。"（叶文凤供图）

我们是朋友

拉哈姆是医疗队的老朋友。自2011年开始，她因到阿卜杜拉·姆齐医院妇产科就诊而和医疗队结下了深厚的友谊。虽然医疗队队员在不断地更替，拉哈姆夫妇和医疗队的友谊却一直没有中断。得知刚刚轮换的队员想家时，拉哈姆说：我们是朋友，我们在一起。桑给巴尔人民的善良、友好、好客和乐于助人，常常让队员感动不已。（郑小莉供图）

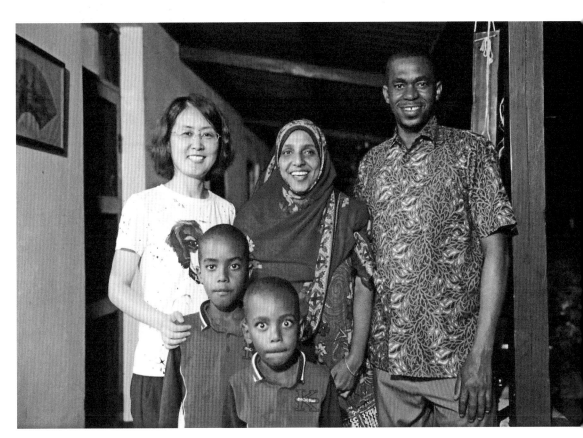

拉哈姆一家人到医疗队驻地看望刚刚抵达的队员。

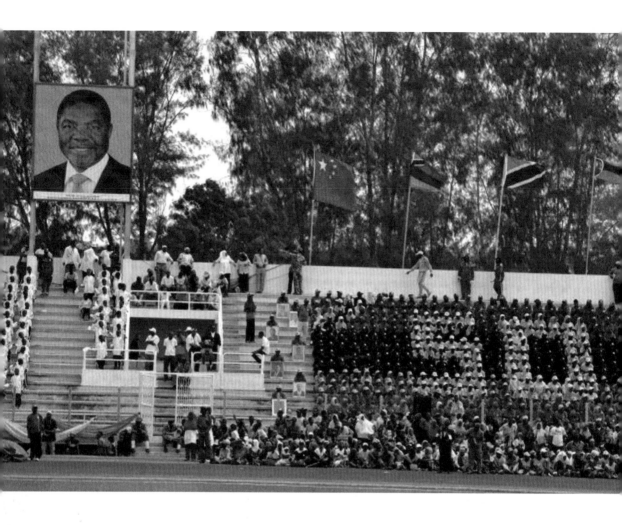

五星红旗高高飘扬

　　2014年1月12日是桑给巴尔革命50周年纪念日，桑给巴尔举行了史上最隆重的庆典仪式，第二十五期援桑医疗队员应邀参加。在阿曼恩体育场，五星红旗高高飘扬，耀眼夺目。桑给巴尔总统谢因在讲话中高度赞扬中国医疗队50年来的无私援助，让队员们深受感动。桑给巴尔人民没有忘记中国医疗队和中国人民的贡献。（刘亚平供图）

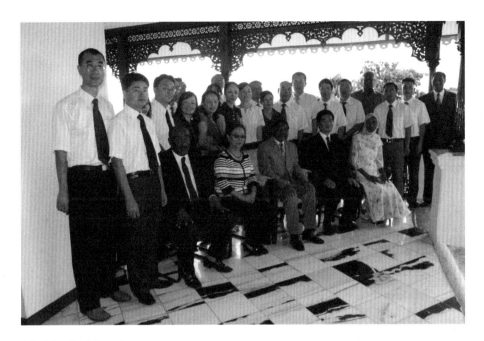

总统府惜别

2011年6月7日，桑给巴尔总统谢因在总统府会见完成任务即将回国的援桑医疗队全体队员。（朱向军供图）

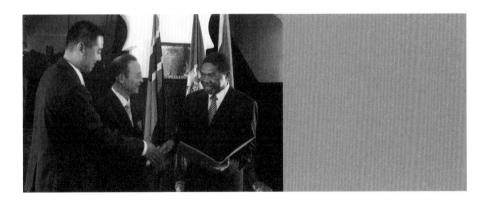

谢因总统：我对兄弟般的友谊充满信心

2013年8月19日，桑给巴尔总统谢因在总统府会见第二十五期援桑医疗队全体队员。在听完队长汇报后，谢因说："中国医生精湛的技艺、高效的工作和敬业的精神，在让我们尊敬的同时，更是一笔宝贵的精神财富，带给我们很多新的思考，让我们对桑给巴尔医疗卫生事业、对中桑50年兄弟般的友谊充满信心。"（郁忠杰供图）

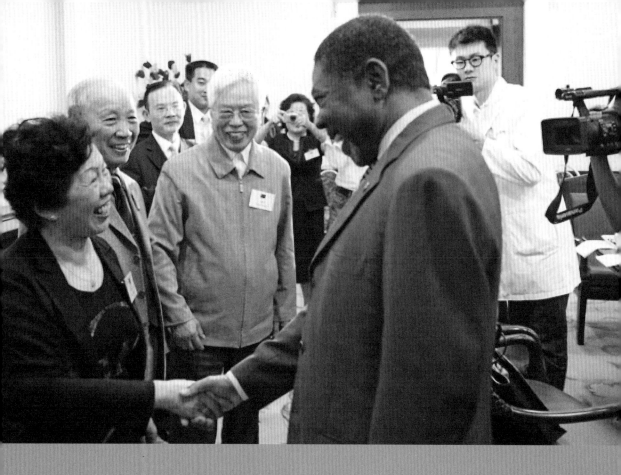

谢因总统：
我来江苏看望老朋友

  2013年，桑给巴尔总统谢因访华前，提出要到江苏访问，要见见老朋友。5月30日，谢因一行亲切看望了江苏省部分老援桑医疗队员和即将奔赴桑给巴尔的新队员代表。会见始终在热情友好和欢快的气氛中进行。谢因总统深情回顾了当年在桑给巴尔纳兹摩加医院工作时与江苏省援外医疗队员共事的美好经历，与7位老队员畅叙友谊。

  谢因指出，2014年是中桑建交50周年，也是中国向桑给巴尔派遣援外医疗队50周年。中坦医疗合作是在中坦第一代领导人亲自关心下缔结的友谊成果。中国不仅是桑给巴尔政府的合作伙伴，中国人民更是桑给巴尔人民的亲人，给予了桑给巴尔巨大的帮助，为桑给巴尔人民奉献了很多。

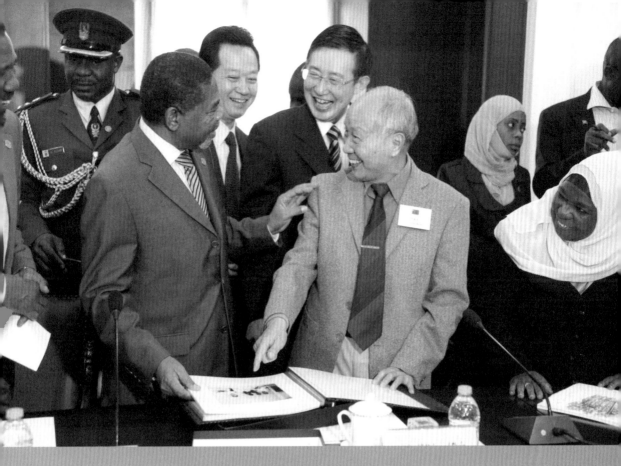

老朋友相见，分外亲切。往事历历在目，温暖始终在心。
谢因总统与老队员畅叙友谊。（翁毅供图）

谢因说："中国医生非常敬业，废寝忘食，在桑给巴尔开展了很多手术。我还记得在纳兹摩加医院、中国医生为抢救桑给巴尔人民的生命争分夺秒。印象最深刻的是，有一次，为了抢救一名女性患者的生命，中国医生凌晨3点还工作在手术台上。中国医疗队不仅为桑给巴尔带来了先进的医疗设备，还带来了先进的医疗技术。同时，江苏还为桑给巴尔培养了一批医生。他们在南京学成归来后，有的成为政府要员，有的在大学任教，培养了更多的人才。这些不仅成为我们的美好回忆，而且中国医生的精湛技艺、高效工作和敬业精神，更是一笔宝贵的精神财富，给我们带来新的思考，引导桑给巴尔医生更好地为当地民众服务。中国医疗队和桑给巴尔医生一起开展广泛的医疗合作，为提高桑给巴尔人民的健康水平和生活质量做出了巨大的贡献。可以说，中桑医疗合作卓有成效，取得了丰硕的成果，我们非常珍惜双方的友谊，将继续加强合作。此次代表团的来访就是双方合作与友谊的延续。老队员们为桑给巴尔人民所做的贡献历史将永远铭记。中国医疗队员是我们的朋友，老朋友对我们而言就像真主一样重要，我们不会忘记江苏与我们过去的合作，同时也期待着在桑给巴尔与新一期医疗队的见面。"

尊重和敬仰

2012年11月22日，凤凰卫视摄制组采访桑给巴尔议会议长契夫丘。在访谈中，契夫丘议长高度评价中国医疗队。他说："中国医疗队来桑给巴尔将近50年，中国医生真诚地服务桑给巴尔人民，赢得了桑给巴尔人民的尊重和敬仰。中国医生不仅看病，还教会了许多当地的医生，为桑给巴尔的卫生事业发展做出很大贡献。桑给巴尔人民感谢中国政府对桑给巴尔的帮助和支持。"

桑给巴尔议长契夫丘与中国卫生部国际合作司代表团一行合影。

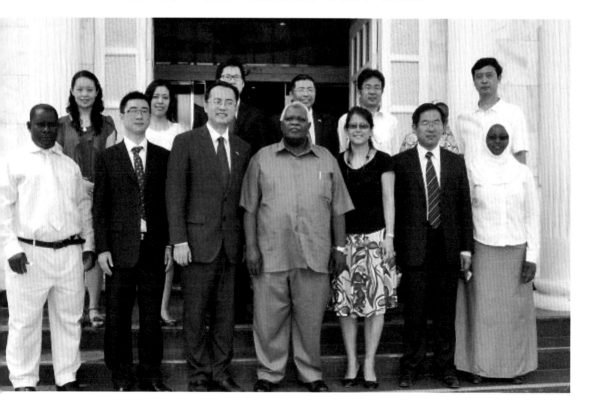

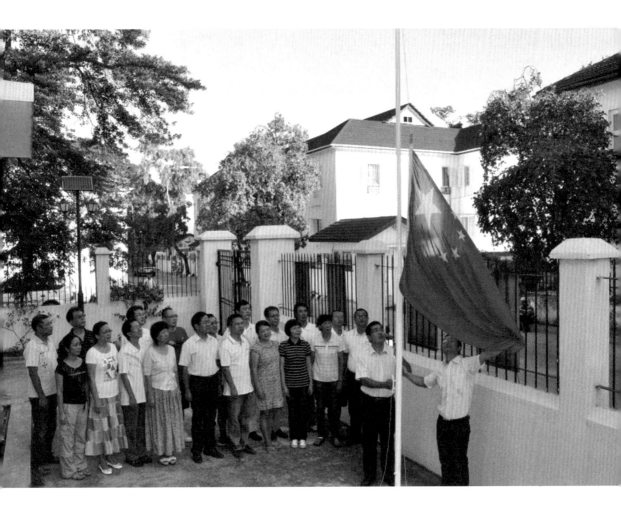

祖国在我心中

　　国旗，在援外医疗队员心中的分量是无法用言语来形容的。国旗为队员带来荣耀和力量，队员为国旗增光添彩。图为2013年，第二十四期援桑医疗队在驻地举行升旗仪式。

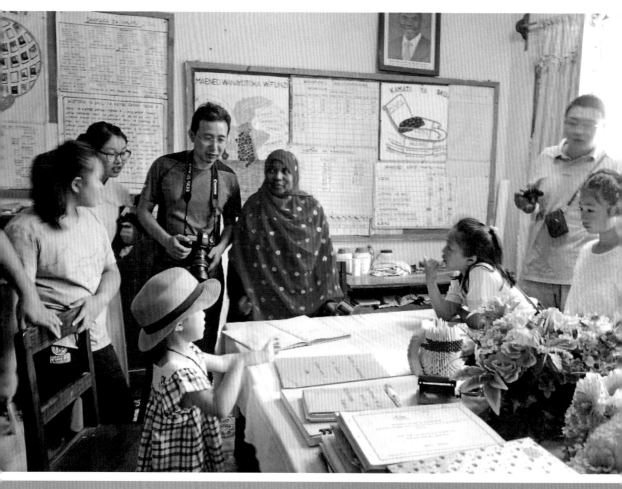

爱心之旅

　　第二十六期援桑医疗队员借着家属探亲机会，在桑给巴尔共同组织了一次爱心捐赠活动。

　　队员们带着自己的孩子来到当地一所小学，与学校的师生做了一次交流。双方的大小朋友分别上台发言，进行了简短的介绍，还表演了精彩的儿童节目。在跟桑给巴尔小朋友互动后，大家把特地从中国带来的以及在桑岛买来的各种学习用品、足球、可口的糖果赠送给当地的学生。爱的种子在这群中国孩子的心中生根发芽。（黄东晓供图）

桑给巴尔的T恤和Kanzu

听说队员即将结束任务回国，当地同事特地从奔巴岛来到桑岛，说要送队员一件礼物，然后就带队员去量身定制了一套具有当地特色的服装Kanzu（斯瓦希里语"长袍"的意思）。

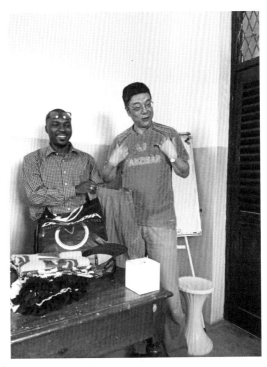

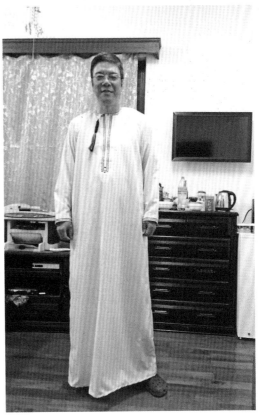

依依不舍

　　2017日5月20日，纳兹摩加医院院长、各科室主任、医生和护士们与第二十六期援桑医疗队全体队员相约美丽的东部海滩吉汶瓦，为两年工作期满即将回国的医疗队送行。（费捷供图）

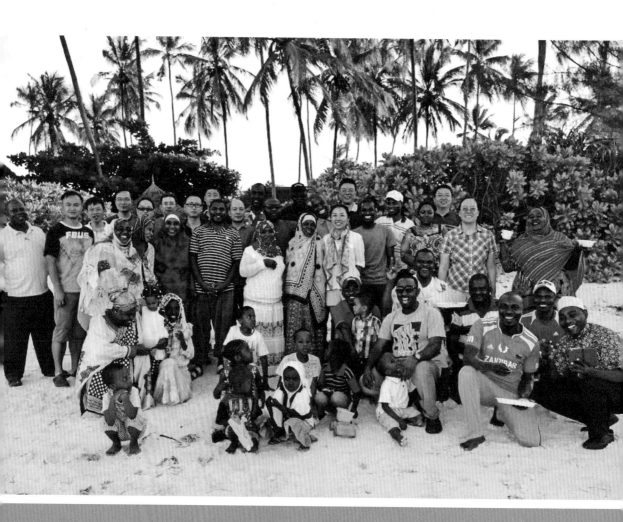

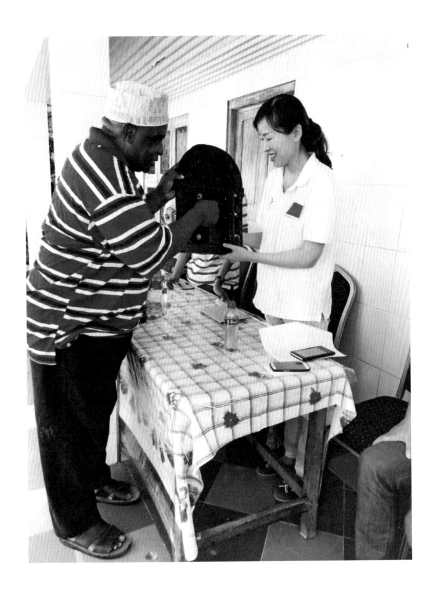

友好情谊

  在送行会上，纳兹摩加医院眼科负责人说，医疗队眼科医生是"pillar"（支柱）、"authority"（权威），经常给出"strategic suggestions"（战略建议）。"因她的加入，眼科在教育和医学上都取得了显著的成功。她对我们来说就像一本打开的书，有着良好的习惯和品格。她是一个在生活中遵循所有礼仪并教给我们的人。她和她的工作令我们终生难忘。"听着这满篇的溢美之词，队员的鼻子酸了，欣慰于这一年全力以赴的拼搏得到了认可，也感动于桑给巴尔同道的真诚与爱护。（秦勤供图）

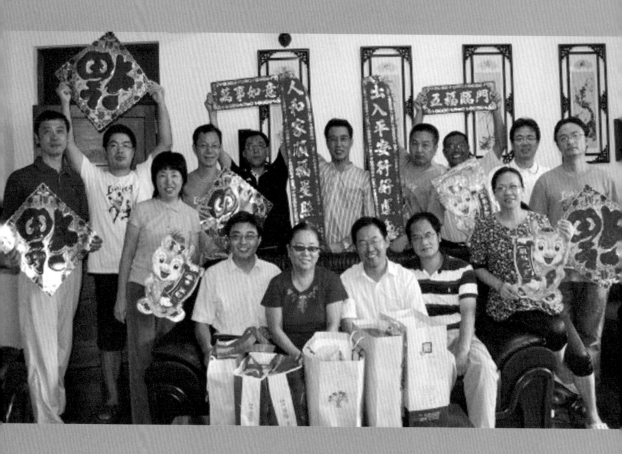

桑岛闹春图

　　春节，阖家团圆的日子。医疗队是个大家庭，过年自然少不了团聚的气氛、喜气的春联、大大的福字、满满的年货、真挚的祝福，一样都不能少。队员们享受的是年味，寄予的是思乡的情怀。中国与受援国日益便利的通信和交通，让异国他乡的"年味"越来越接近国内。

　　上图：第二十四期援桑医疗队2012年春节时的"闹春图"。（卢建林供图）

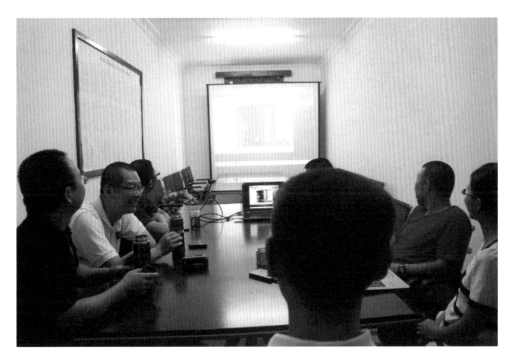

视频通话解相思

现代通信技术让距离不再遥远，与国内的视频聊天成为队员与家人、同事联系的纽带。

上图：2013年11月1日，常州市卫生局通过网络慰问在桑给巴尔奔巴工作的医疗队员。（郁忠杰供图）

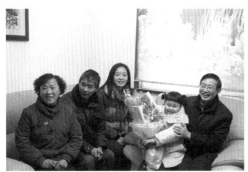
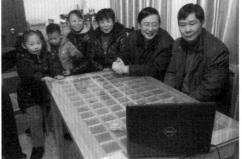

慰问援外队员家属

每逢佳节倍思亲。每当春节等重要节日来临，各派人单位都会组织慰问援外医疗队员家属活动，帮助解决实际困难，送去组织的关心。

上图（两幅）：江苏省卫生厅通过网络视频慰问在受援国工作的援外医疗队。

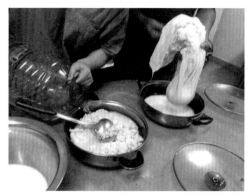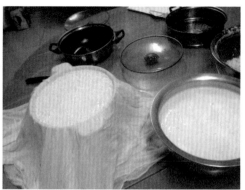

自制豆腐

2014年5月，第二十五期援桑医疗队奔巴队员离开祖国近一年了，特别馋国内的豆腐。情急之下，队员们决定自己做做试试看。虽然因为没有磨子，导致出豆浆较少，但经过一天的艰苦努力，队员们还是收获了一块大豆腐。第二天，当大家美滋滋地吃上皮蛋拌豆腐、咸肉豆腐煲后，不由得咂咂嘴称道："香，真香。"（史亚荣供图）

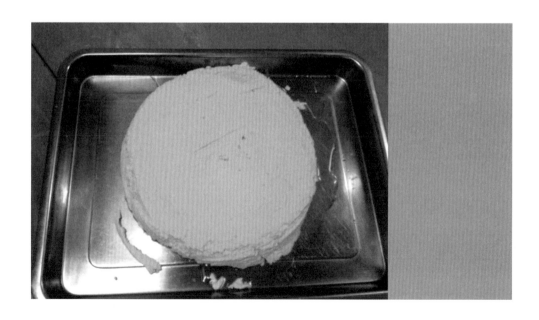

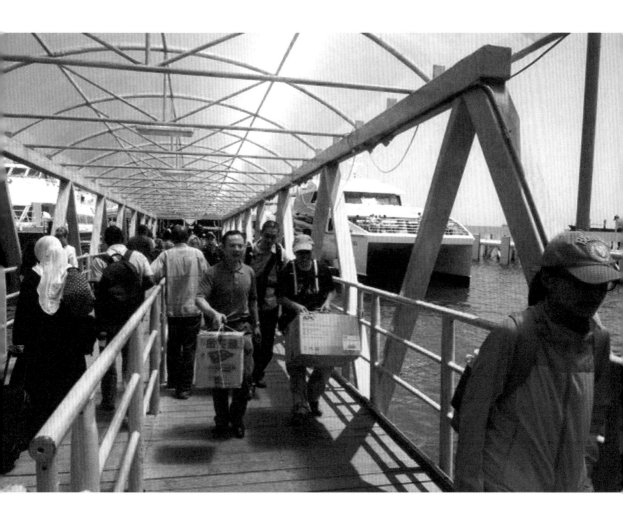

"走亲戚"

　　桑岛码头，是乘船往返奔巴和桑岛的必经之地。两地虽然相隔较远，但队员们之间往来频繁，队员说这是"走亲戚"。由于客观条件，奔巴队缺肉类食品，桑岛缺蔬菜。因此，每次桑岛的队员去奔巴，总要带些日用品和肉类制品或熟食；返程时，带回奔巴队自产的蔬菜和水果，队员笑称：这是以肉换蔬菜。在艰苦的环境中，友情在一来一往中升华。

　　上图：2013年8月17日，第二十五期援桑医疗队奔巴队员拎着自己种的青菜、白菜、韭菜、苋菜、木瓜等5箱蔬菜瓜果到桑岛"走亲戚"。（刘亚平供图）

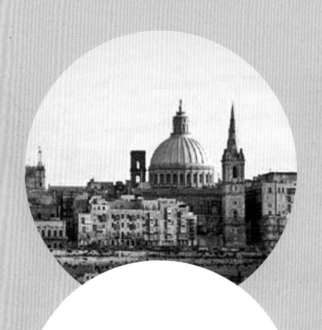

Malta

马耳他

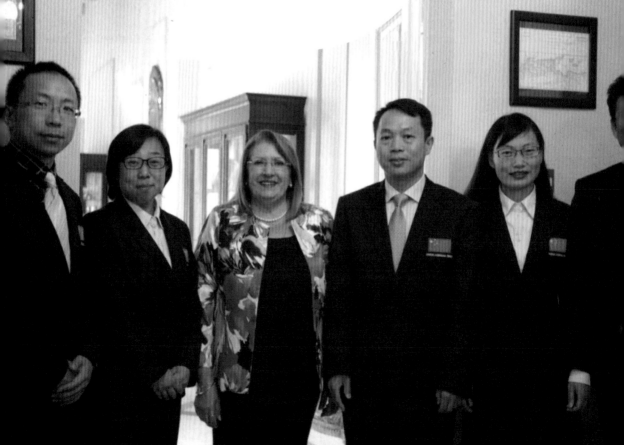

廿载华章，盛大欢庆

2014年5月31日晚，地中海地区中医中心成立20周年暨"我眼中的中国医生"征文颁奖仪式在马耳他举行。中国驻马耳他大使蔡金彪、马耳他能源和卫生部长米兹以及马各界友好人士、留学生代表、华人华侨等200多人参加了仪式。这是中心建立以来最大规模的庆祝活动。

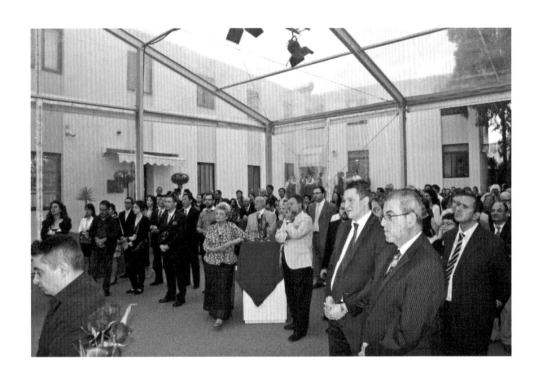

总统会见医疗队

左图：2019年3月31日，马耳他总统普雷卡亲切接见第十四期援马耳他医疗队，感谢中国医疗队为马耳他人民提供医疗服务。（李正亚供图）

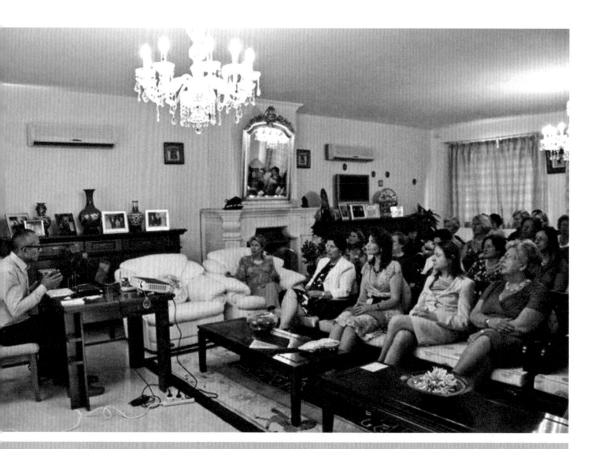

中医讲座兴味浓

　　2013年6月14日，援马医疗队在中国驻马耳他大使官邸举办"望舌知健康"中医保健讲座。马耳他总统夫人玛格丽特·阿贝拉，总理夫人米歇尔·穆斯卡特，以及外交部长、教育部长、能源部长等部长的夫人与各国驻马耳他使节夫人等40多人参加活动。浅显易懂、图文并茂的讲解，引起与会人员的浓厚兴趣。中医不仅以其独特的疗效吸引马耳他患者，更以其重视预防保健的理念影响着马耳他人。（马荣连供图）

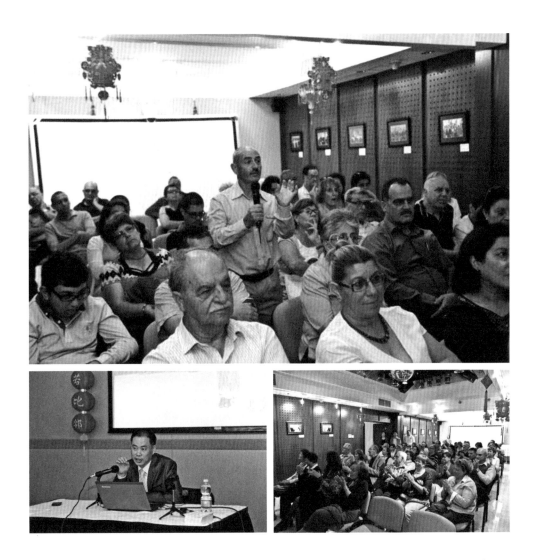

    2014年5月29日晚，援马医疗队员在中国文化中心举办"脊柱保健"中医讲座，马耳他各界约70人参加，现场讨论热烈。（赵宏星、郭加明供图）

远程会诊系统开通

　　2014年4月22日，中国（江苏）援马医疗队远程会诊系统成功开通。国内知名专家、江苏省中医院针灸科主任医师孙建华、王和生通过远程会诊系统和第十一期援马医疗队队长一起为一例全身严重湿疹的马耳他患者进行会诊。系统的开通让马耳他患者足不出户就能享受江苏高水平的中医医疗和保健服务。（冯家清供图）

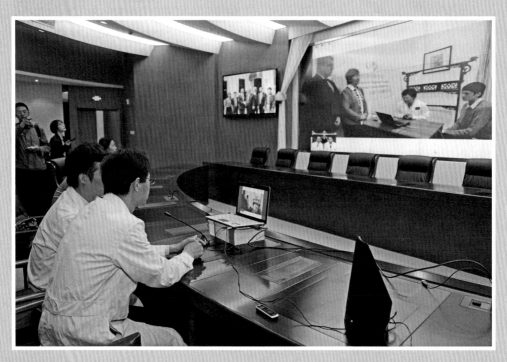

针灸专家在南京实施远程会诊。

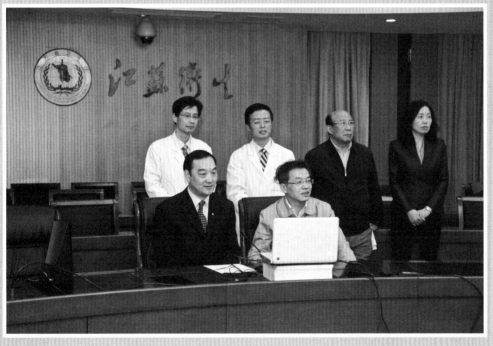

启动仪式南京分现场。

讲授易筋经

　　2018年4月9日，援马医疗队员到马耳他龙龟武术学校，开展易筋经的培训。队员结合中医脏腑理论详细讲解易筋经的每一动作对身体的功效、动作要领、可以预防及治疗哪些疾病等，受到学员的热烈欢迎。

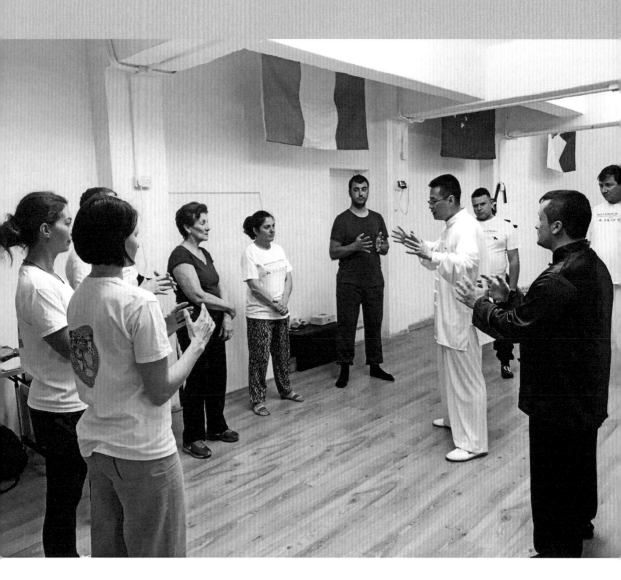

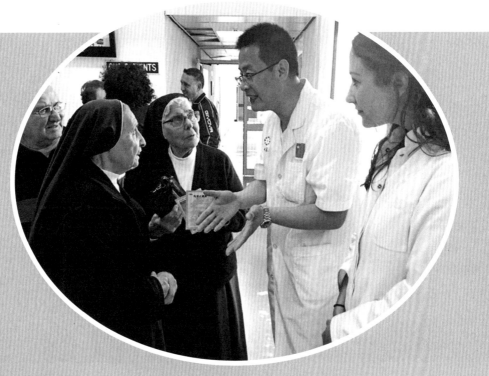

中医的魅力

2018年6月，第十三期援马医疗队开展
"中医中药戈佐行"，通过讲座、义诊、送医
送药等形式，让马耳他戈佐岛居民体验针灸的
神奇疗效。

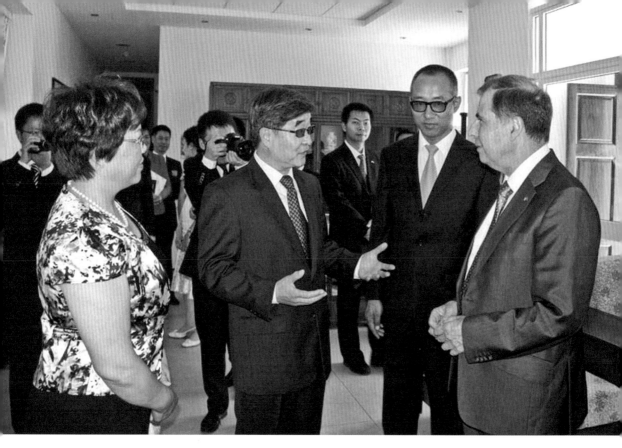

阿贝拉总统：中医中心彰显深情厚谊

2013年7月23日，马耳他总统阿贝拉（右一）来到地中海地区中医中心，亲切看望第十期、第十一期援马医疗队员，并在留言簿上写道："这是我首次造访这座美丽的中医中心。中医中心为包括我在内的马耳他当地民众提供了良好的医疗服务，彰显了中国对马耳他的深情厚谊，我谨对你们的出色工作表示衷心感谢。"（傅强供图）

"仁心仁术·中国传统医学马耳他展"静园展开幕

　　2019年3月19日晚，由江苏省卫健委、江苏省中医药管理局主办，第十四期援马医疗队、桑塔露琪亚市承办的"仁心仁术·中国传统医学马耳他展"静园展在马耳他桑塔露琪亚市的中国园林静园展出。中国驻马耳他大使姜江、马耳他副总理兼卫生部长克里斯·费恩以及桑塔露琪亚市长特伦斯·埃卢尔、副市长弗雷德里克·卡特伽等出席了开幕式。

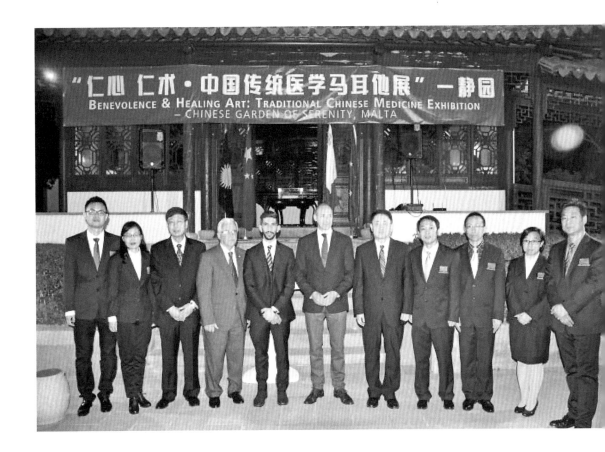

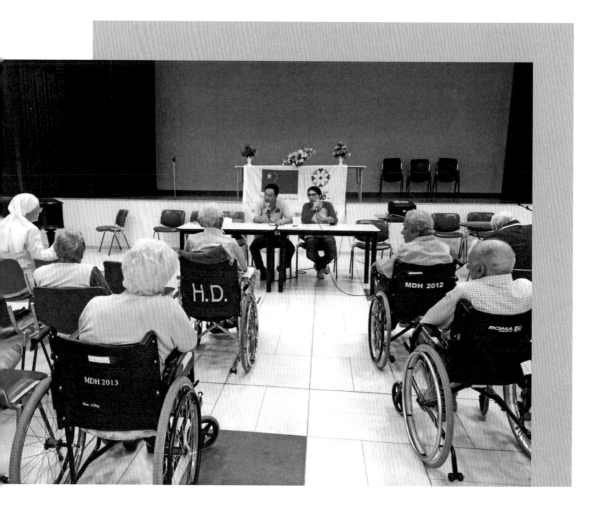

走进养老院

2016年10月29日下午，第十二期援马医疗队员来到位于马耳他哈姆伦市的安贫小姊妹会疗养院为其老年人义诊。哈姆伦市市长克里斯蒂安·萨穆特参加义诊，并亲自上阵担任翻译。（孙晓燕供图）

被认可是一种幸福

"I Trust You"（我信任你）。这是队员在马耳他听到病人说得最多的一句话。队员说：信任（Trust），这是一个让医生感到幸福的词语。因为这样的信任作坚强的后盾，我们将倾己所能来面对更多的挑战。

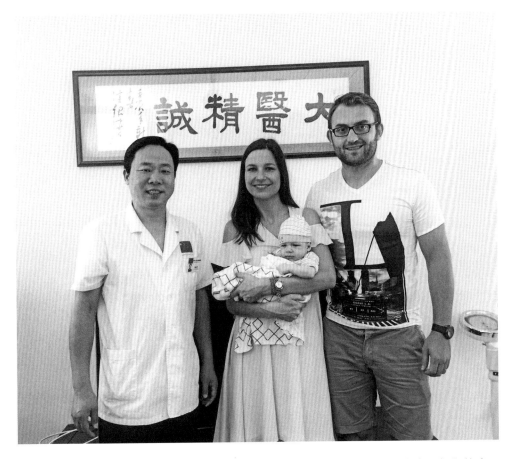

经过医疗队针灸治疗后的玛蒂娜终于怀孕。2016年10月12日，她和丈夫一起抱着才10周的儿子专程来地中海中医中心报喜。（徐金华供图）

来自马耳他总理夫妇的圣诞问候

　　2015年12月22日，马耳他总理约瑟夫·穆斯卡特夫妇专门派人给援马医疗队送来圣诞礼物，并附上贺卡。总理夫妇在贺卡上表达了对医疗队的衷心祝福和谢意。

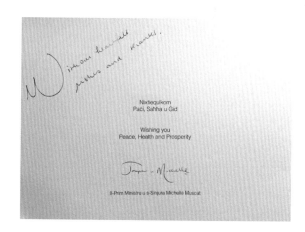

表演太极拳

　　2014年4月26日，援马医疗队在瓦莱塔圣乔治广场参加一年一度的"世界太极日"太极拳表演。

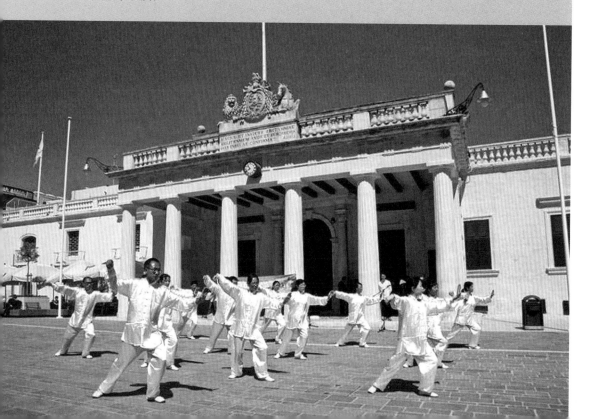

美食节上显身手

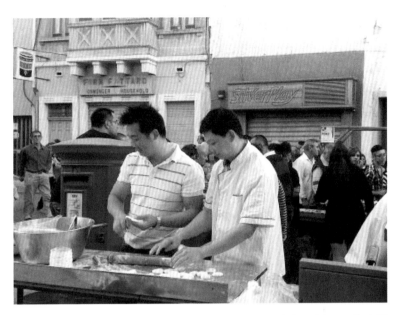

　　6月1日，马耳他的美食节，自然少不了中国美食。援马医疗队员
参与其中，一展身手。（刘同正供图）

扁豆，想要吃你不容易

　　2014年1月，马耳他的雨季，第
十一期援马医疗队员迫不及待地在驻
地院子空地上种上了大蒜和扁豆。经过
精心养护，大蒜苗壮成长，每天厨师都
在地里剪几片大蒜叶子，为菜肴增色不
少。可能是因为下种的时间有问题，扁
豆只开花不怎么结果，全队只吃过两
次，每人每次限吃两个，真是太馋人
了。医疗队立誓来年一定提前下种，争
取每人每次能吃上10个扁豆。吃蔬菜
以"个"论，在国内恐被视为奇闻。然
而，在多石头、缺土壤、缺有机肥的马
耳他，这却是实实在在发生的事，而且
还在延续。（周玉年供图）

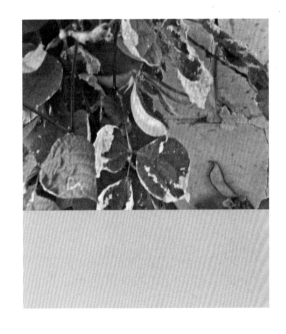

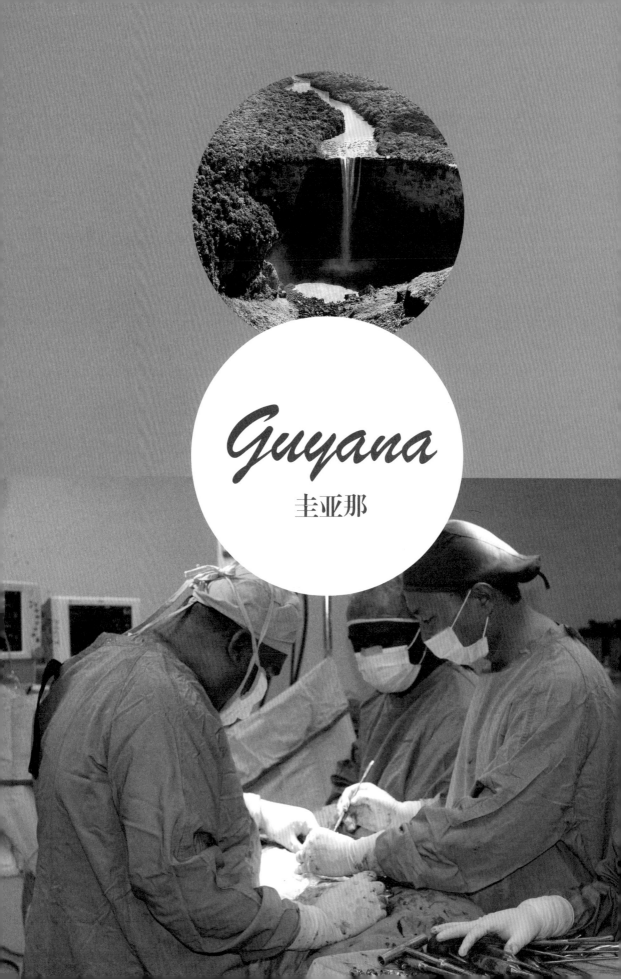

Guyana

圭亚那

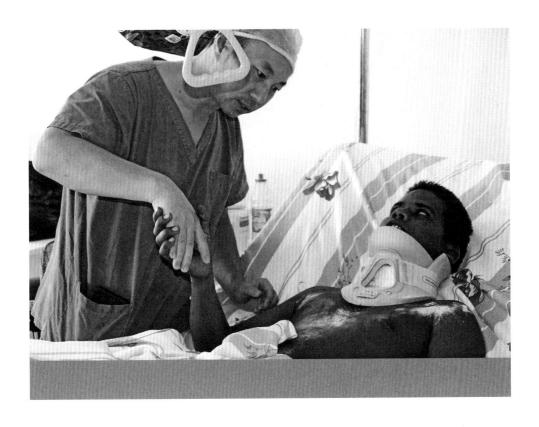

圭亚那第一例复杂脊柱手术

　　2015年5月26日，第十一期援圭医疗队员开展了圭亚那第一例颈椎前路椎体次全切减压内固定术，术后患者恢复良好。（王永祥供图）

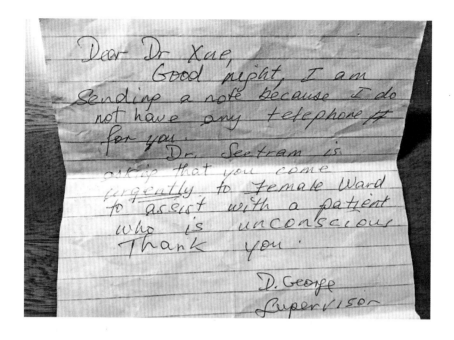

一张纸条的意义

　　根据圭亚那的法律，医生必须得到当地相关机构认可才能行医。初来林登医院的第十二期援圭医疗队员因为等待当地的执业注册，有段时间只能上白班，不负责夜间备班。一天晚上，医疗队驻地楼下传来急促的敲门声，驻地的门卫急速递来医院总值班写的一张纸条，封面写着：URGENT（紧急），Dr. Xue，麻醉医师收。纸条里的内容是：因为没有你的号码，我就给你写了这个纸条，有意识不清的患者需要你的帮忙，谢谢。队员二话没说，立即前往医院，并帮助当地医生解决了患者的问题。

　　这件事情已经过去很久，但那张纸条一直被队员收藏着。问起缘由，队员说："那张纸条让我初来林登就感受到信任与尊重、被需要和有意义。"（薛红供图）

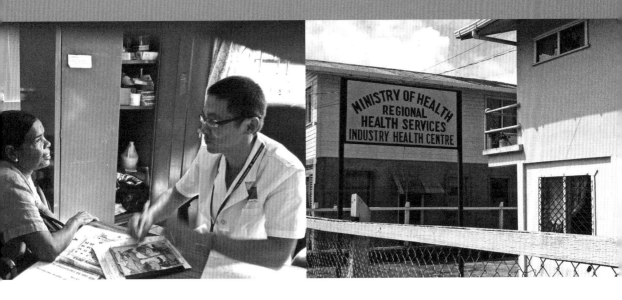

预防第一，社区坐诊

在圭亚那，医疗队内分泌医生工作的地点是首都医院，但接诊的患者中许多都是糖尿病终末期患者。2013年，在跟乔治敦公立医院院长商量后，医疗队决定派内分泌医生每周到地处偏僻的乔治敦公立医院附属的4个社区卫生中心坐诊一天，将糖尿病的防治工作延伸到社区，体现预防第一。此举受到圭百姓和政府的高度评价。

左上图：医疗队员在社区卫生中心坐诊。

右上图：地处偏僻的乔治敦公立医院附属社区卫生中心。

（陆轶群供图）

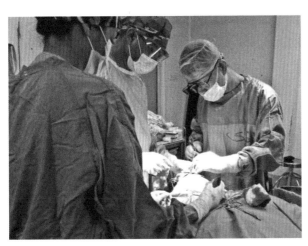

转移修复皮瓣

2013年1月14日，第十期援圭医疗队员在做早期皮瓣转移手术。（赵小瑜供图）

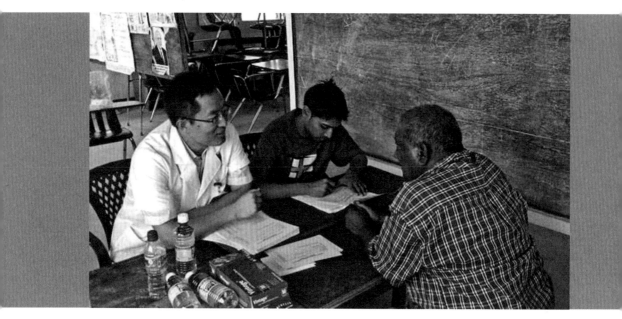

援圭医疗队员为病人诊治。

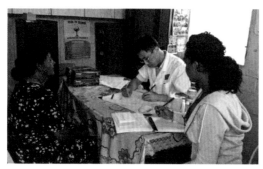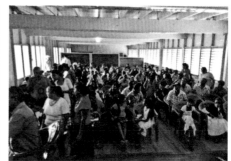

左图：2013年2月16日，援圭医疗队下乡义诊。（陆云峰供图）
右图：2014年4月13日，援圭医疗队到社区巡诊。图为候诊病人。

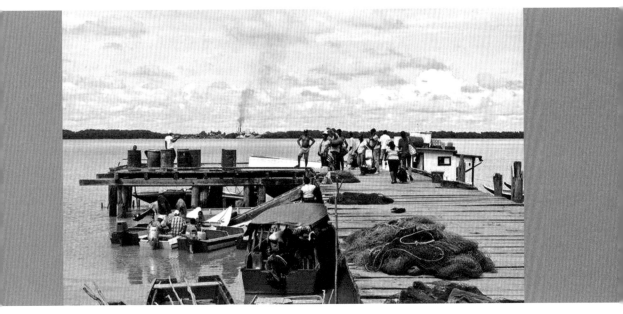

医疗队员在此码头乘快艇下乡义诊。

走遍三大河，送医送药

　　圭亚那森林覆盖率超过85%，河流密布。由于经济不发达、公路建设滞后，为方便出行，偏远地区的居民喜欢依河而居。医疗队下乡巡诊往往要坐车一两个小时，再乘快艇两小时，旅途异常艰辛。到达目的地后，队员们顾不上旅途疲劳即投入工作，常常到下午三四点才能吃上午饭。又急匆匆乘快艇返回，到驻地常常已是晚上九十点。由于路上长时间暴晒，回去后几天，队员们的脖子、颈子和手臂脱皮，异常疼痛。20多年来，援圭医疗队走遍了圭亚那德姆拉拉、伯比斯、埃塞奎博三大河流，给沿河两岸的居民送医送药，受到热烈欢迎。义诊让中国医生感受圭亚那偏远地区患者就医不易，同时体味被需要和被认可带来的欣慰。

新技术，新"问题"

中国医生在给受援国带来新技术的同时，也带来一些"问题"。援圭医疗队眼科医生为圭亚那带来多项眼科新技术，吸引了大量的病人，同时负责早产儿视网膜病变筛查和白内障手术，工作量自然很大，一起工作的当地护士工作负荷也随之增加，导致许多高年资的护士不愿意与中国医生搭班。一开始，队员以为是护士不喜欢自己，后来一问才知道，原来在圭亚那护士的收入与其工作量没有关系。中国医生的辛劳在赢得尊重的同时，也遭遇体制机制的困扰。2014年4月30日，圭亚那乔治敦医院眼科同仁为即将回国的援圭医疗队员颁发奖牌，感谢中国医生两年里对圭亚那人民的倾心服务。（陆云峰供图）

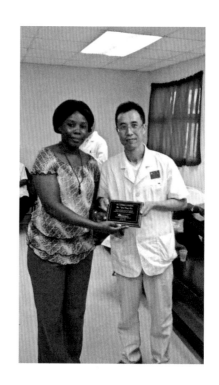

科室的"送行会"

在圭亚那医院，当科室里医生和护士要离开时，科室要举行一个送行会。和国内不一样，一切活动都要自己出钱。按照以往的惯例，无论是圣诞聚会还是送别会，护士长会向科室的医生护士收取一定的费用，按照级别的高低，费用不等。科主任一般出10000圭币左右，高年资医生出8000圭币左右，护士则要少很多，收取的费用用于购买礼品和购买饮料食品。

右图：2014年5月，圭亚那乔治敦医院妇产科为中国医生送行。（张跃明供图）

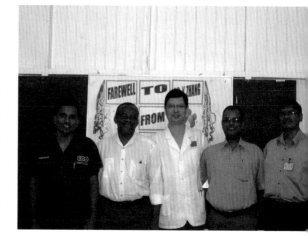

养老院的期盼

　　援外医疗队除了向医院捐赠医疗器械和药品外，也向当地养老机构捐赠他们急需的血压计、温度计、血糖仪、血管钳、弯盘、消毒粉，以及一些常用药品。（万能供图）

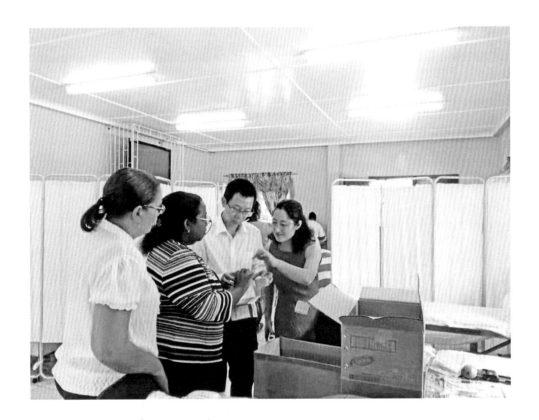

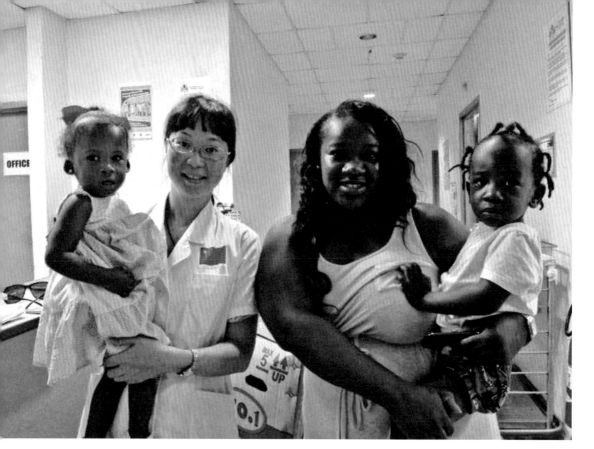

中国医生怀抱康复的患儿与其母亲合影。

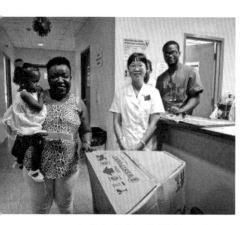

患儿家人向医院捐赠1台彩电。

信赖中国医生

　　2014年4月的一天，一个重症肺炎合并复杂先心病患儿来到圭亚那林登医院，找到正在吃晚饭的中国医生。经询问和检查后，中国医生开出治疗方案，交当地护士执行，护士却说没有药了。考虑到患儿病情很重，随时有生命危险，加上林登医院的设备简陋和药品缺乏，中国医生建议家属转诊乔治敦医院。可出乎意料的是，家属说：相信中国医生，不想转院，就在林登医院治疗。中国医生担心家属没有理解，又请当地助手再次向家属解释，家属还是表达了同样的意愿。经中国医生和圭亚那同事悉心治疗，一周后患儿康复出院。为表达感激之情，患儿家属专程到医院当面向中国医生表达谢意，并向医院捐赠一台彩电。患者的信任让中国医生感受到自身工作的价值和意义，也为自己是中国医生而感到骄傲。（姚艳华供图）

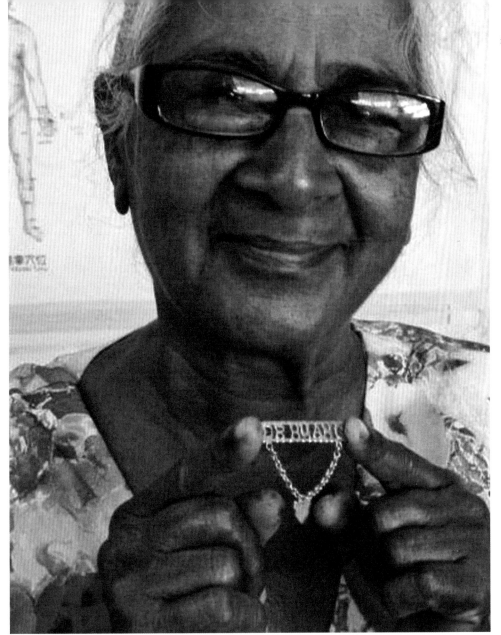

无上的褒奖

　　67岁的恰迪柯女士患有严重的颈椎病，常常因为疼痛折磨无法正常睡眠。经援圭医疗队中医师针灸推拿治疗，颈肩部疼痛基本消失。2013年3月，为表达对中国医生的感谢之情，恰迪柯女士自制了一枚刻有中国医生姓氏"Huang"（黄）的金质奖章送给了队员。老百姓的口碑让中国医生受用终生。（黄晓文供图）

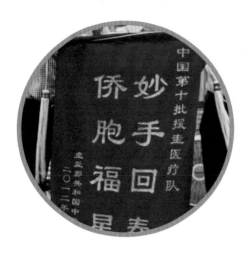

2013年2月，圭亚那华商和驻圭中资机构代表为第十期援圭医疗队送来锦旗，感谢医疗队长期以来对侨胞的医疗救治。（陆轶群供图）

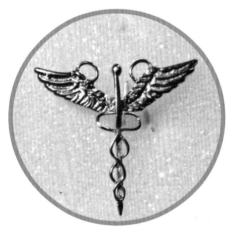

墨丘利，罗马神话中为众神传递信息的使者，也是医生的保护神。

2014年5月，圭亚那同事赠送给即将回国的援圭医疗队员墨丘利徽章，希望墨丘利能保佑队员平安。（高建瓴供图）

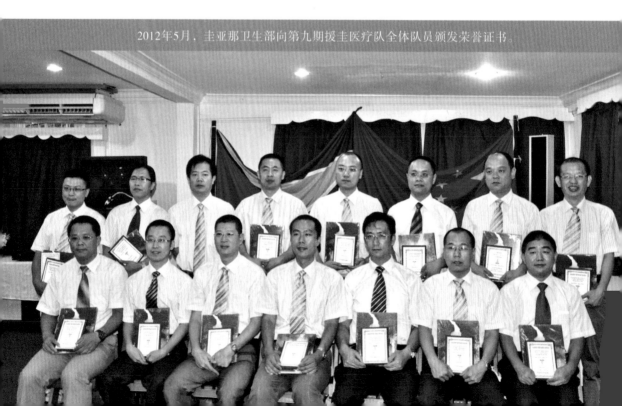

2012年5月，圭亚那卫生部向第九期援圭医疗队全体队员颁发荣誉证书。

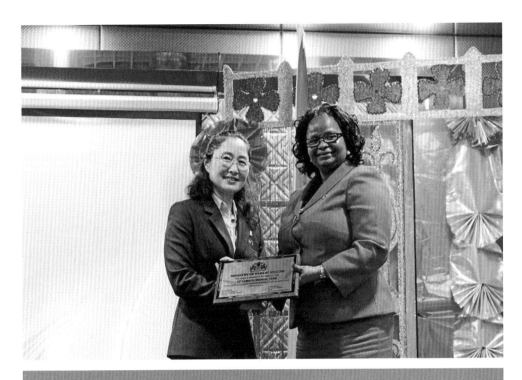

颁奖

　　2017年6月14日，圭亚那卫生部长为第十二期援圭医疗队员颁发荣誉证书和圭亚那独立金质勋章。（陈连华供图）

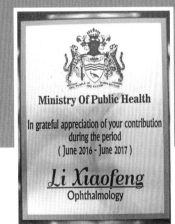

真诚的关心

　　2017年2月，一名援圭医疗队员因腹痛行急诊手术。在她生病期间，乔治敦公立医院代理院长萨马鲁和当地医生同事们一直非常关心，出院后还纷纷前来看望。（陈连华供图）

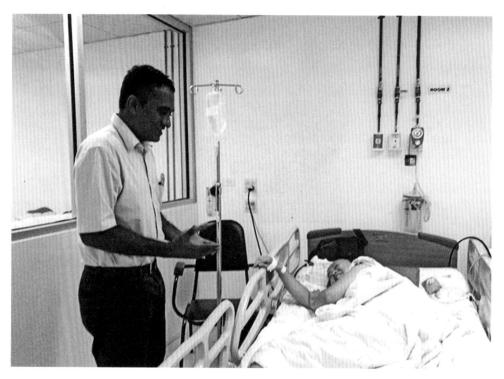

乔治敦公立医院代理院长萨马鲁看望队员。

　　当地医生同事们还留下温馨的贺卡。这些友好举动，让队员深受感动。

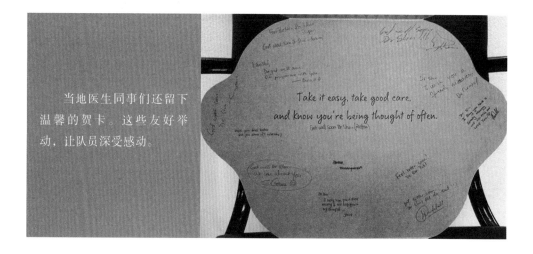

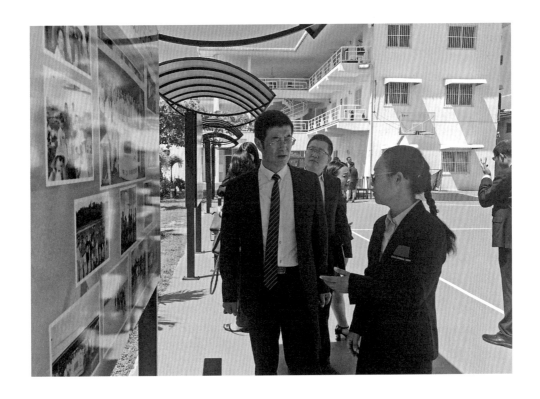

慰问援外医疗队是一项"制度"

　　2018年12月2日，江苏省卫健委有关负责人赴圭亚那慰问援圭医疗队员。多年来，赴受援国慰问医疗队一直是江苏卫生部门的一项重要"制度"，我们希望江苏援外医疗队能够成为我国援外医疗工作的一面旗帜。

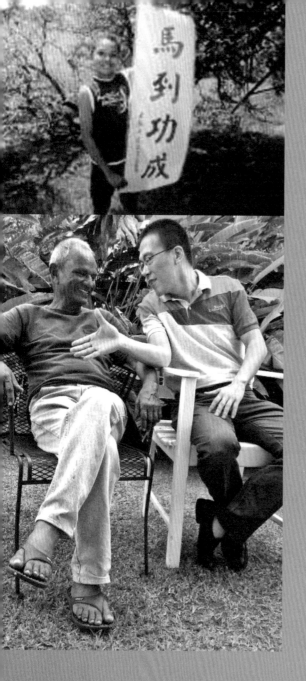

中国文化"马到功成"

2013年是华人到达圭亚那180周年。圭亚那第一任总统是华裔，圭亚那人对中国文化有着浓厚的兴趣。一次，第十期援圭医疗队员在科里介绍中国的十二生肖，并且告诉圭亚那同事每个人都有自己的属相，于是大家都想知道自己的属相。一时间，圭亚那同事都以猪、狗、牛、马相称，在大家的哈哈大笑中，科室变成动物园。一位叫哈维的圭亚那医生，儿子12岁，属马，很喜欢中国。他请中国医生为儿子写了个"马到功成"的条幅。一拿回家，他儿子就迫不及待地仔细观看，并拍了照给中国医生看。（高建瓴供图）

一场别开生面的文化交流

2017年6月的一天，队员们走在圭亚那林登的街上，迎面走来一位衣着朴素的女士。她自我介绍说自己是当地一所初中的校长，学校准备举办"全球文化大接触"活动，希望邀请队员们给孩子们介绍一下中国。队员欣然接受了。经过几天的准备，医疗队员以幻灯片和中医现场演示的方式向学生们介绍了中国文化和中医，学生积极提问，气氛十分热烈。中国的文字、文化以及秀丽的山水、神奇的中医演示，无不让圭亚那的孩子们着迷。活动结束后，校长告诉队员们：今天的活动非常成功。旁边的一位老师插话说：我们应该早点联系中国医生进行交流的。（薛红、沙宁供图）

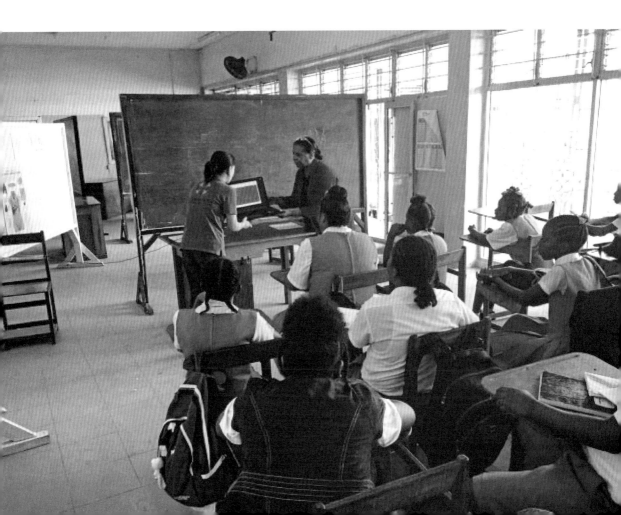

朋友

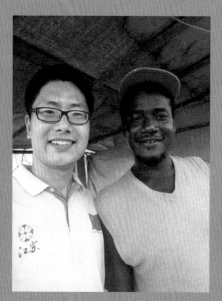

圭亚那林登，地方不大，由于援外医生的特殊身份，队员们走在街头总会听见"早上好，XX医生"。很多时候，队员都记不得对方。对方总是开心地说：上次孩子在你门诊看的，现在很好的。说完总是请队员品尝当地的果子。有一次，队员在菜场买菜，当地一小伙听说队员们要的生姜卖完了，就赶紧跑到集市后街帮带了些来。队员们非常感动，说"每每这时，心里总是暖暖的"。慢慢地，大家爱上了这个小城，宁静的大河、好客的居民。爱出者爱返，福往者福来。中国医疗队20多年来的真诚付出，赢得了圭亚那人民的尊重。（沙宁供图）

队员与帮忙找生姜的小伙子合影。

生日快乐

精美的蛋糕、手工精心制作的相框、贺卡……2019年4月17日的这一幕真的是让队员始料未及。可爱的圭亚那同事们还特别有心地用翻译软件找到中文的"生日快乐"并打印出来，让队员十分感动。其实，所谓的文化差异并不会成为困扰，只要真心待人，付出总会有回报。（陈望供图）

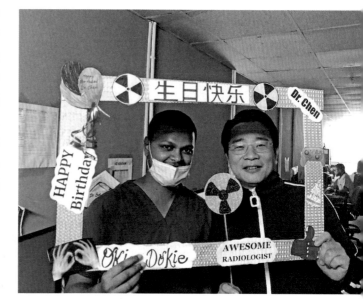

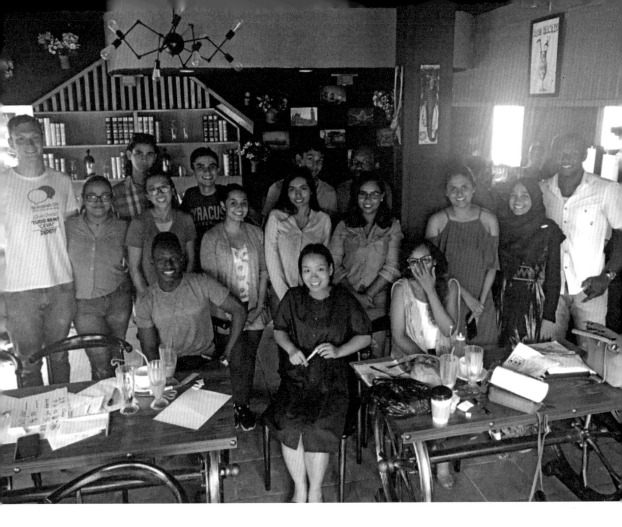

赠人玫瑰，手有余香

　　2018年12月，第十四期援圭医疗队员无意中结识了一位智利朋友马克。他邀请队员参加他们的学中文活动。2019年3月的一个周末，队员应邀来到一家咖啡馆，一进门，发现有十多位圭亚那年轻朋友在等着，他们中有在中国福建、河北、江西等地医科大学学习的医学生，有爱好电子音乐、跳Hip-Hop舞的乐队成员，有爱护动物保护动物的爱心人士，还有工程师、个体户。他们都有一个共同爱好，就是学说中国话。队员通过小游戏、画画等方式，让这群年轻人在快乐中学习汉语。大家在轻松、快乐、和谐、愉悦的氛围中交流，不知不觉间一个半小时过去了，活动结束时大家开心告别，约定每个月聚一次。看到这些如此热切希望学习中文并以到过中国学习为荣的年轻外国朋友，队员深深感受到祖国的日益强大、蒸蒸日上，为身为中国人感到骄傲与自豪！（许丹供图）

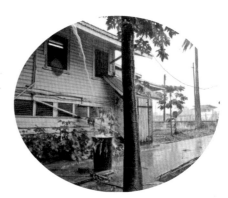

队员在屋檐下放置水桶接水。

宝贵的淡水

由于河流含陆源性物质过多，圭亚那的河水呈棕色，自来水呈淡黄褐色，不宜饮用、洗漱和洗衣物等。队员们只好饮用桶装水，洗漱、洗澡、洗衣、洗菜等都靠空调冷却水。尽管这样，有时仍无法保证用水。2013年3月21—29日，林登地区长时间停水，加上部分空调无法正常工作，出现清洁淡水短缺。队员们洗澡要排队，后来发展成每人只能端一盆水回房间擦澡。衣服也不敢洗，上厕所更是尴尬，得省着冲。幸运的是，恰逢圭亚那雨季来临，雨水比自来水清澈，于是队员们想出好办法，接雨水来维持日常生活。（金蔚供图）

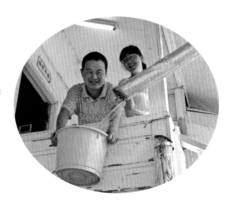

队员通过屋檐排水管接水。

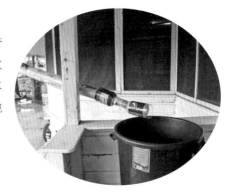

将屋檐排水管转个方向，再用饮料瓶自制一个引水头，雨水就顺畅地流入桶内。

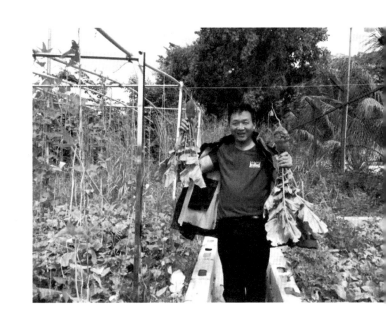

丰收的喜悦

林登队员们早晚在菜园里挥洒汗水，整地、施肥、翻土、浇水，终于吃上了新鲜蔬菜。地里收成还不错，每次去首都乔治敦城，林登的队友都不忘提前在菜园摘些给那边队友带过去。虽然这里的萝卜不像国内的好吃，是有点涩的辣萝卜，但吃着自家菜地种出来的，心里还是欢喜的。（薛红供图）

先援外，后团圆

2014年6月11日，第十一期援圭医疗队员贾磊的女儿出生。6月12日，贾磊随队赴圭亚那执行为期两年的援外医疗任务。离家前，贾磊同爱人商量，给孩子取名"援圆"，意思是"先援外、后团圆"。虽然暂时没有父亲的陪伴，但小援圆将在父辈"先国家、后小家"的大爱情怀伴随下茁壮成长。（贾磊供图）

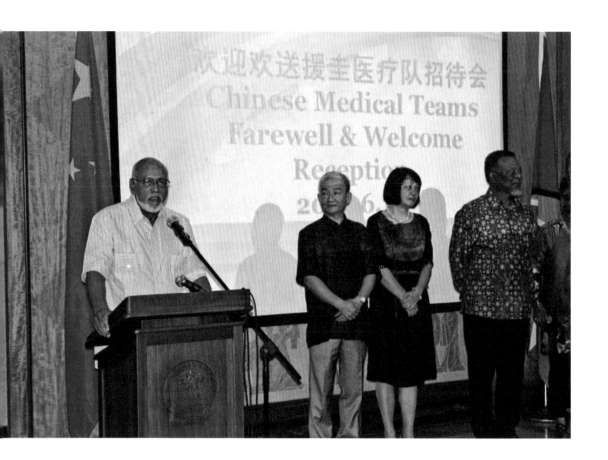

深情寄语，依依话别

2014年6月14日，中国驻圭亚那大使馆举行欢迎欢送援圭医疗队招待会。在张利民大使的陪同下，圭亚那总统拉莫塔和总理海因兹亲切会见了即将回国的江苏省第十期援圭医疗队和刚刚抵达圭亚那的第十一期援圭医疗队全体队员。拉莫塔总统高度评价中圭两国建交42年来在医疗卫生领域开展的友好合作，称赞中圭友好合作关系"不可动摇，牢不可破"。他赞扬中方在医疗卫生领域取得的巨大进步以及援圭医疗队救死扶伤、无私奉献的精神，感谢中国政府为支持圭亚那改善民生所做的努力，希望两国继续保持和推进医疗领域的合作。

圭亚那总统拉莫塔（左二）、总理海因兹（左一）与第十期援圭医疗队员亲切话别。

圭亚那总统拉莫塔深情寄语刚刚抵达圭亚那的第十一期援圭医疗队。

圭亚那总统、总理与第十期、第十一期援圭医疗队员合影。

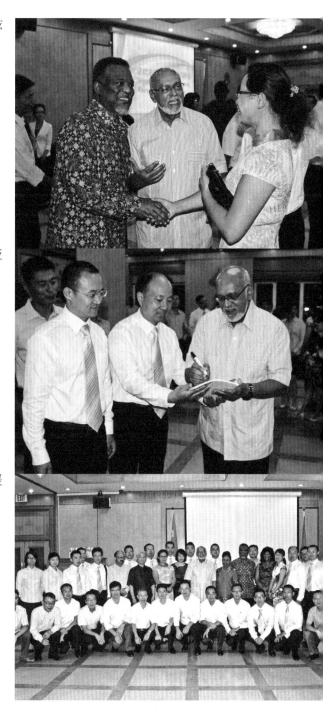

主题故事 » 留下不走的医疗队

　　1965年6月，周恩来总理访问桑给巴尔期间，嘱咐医疗队员，要为当地培养一支永远不走的医疗队。从此，历届医疗队通过查房带教、手术示教、开班教学、培养留学生、走进当地医学院等形式培养了近万名当地的医护人员。

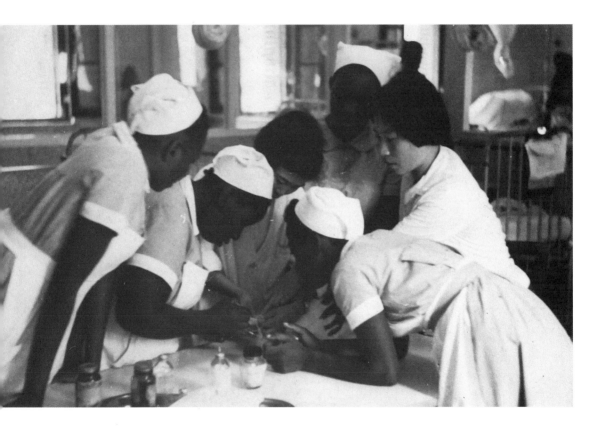

示教

　　1967年，第二期援桑医疗队员在列宁医院教护士打儿童静脉针。（陆启珍供图）

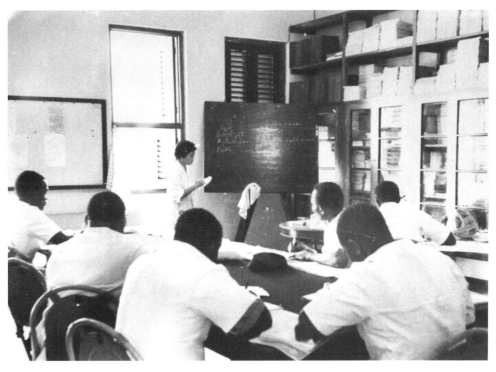

培训班

　　为提高当地卫生人员的技术水平，医疗队开办了医生培训班。为搞好教学，专门从国内增派了专职教师和英语翻译。培训班采取集中授课、各科轮转以及理论学习和实践活动相结合的办法开展教学。培训结束后，学员确定专业方向，再进行专科培养。

　　上图：1968年11月29日，第二期援桑医疗队员在列宁医院图书馆培训当地医务人员。（陆启珍供图）

现场指导

　　培训注重实际训练，帮助当地卫生人员掌握实际操作方法。

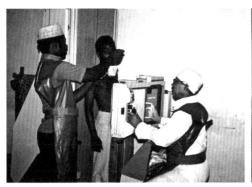

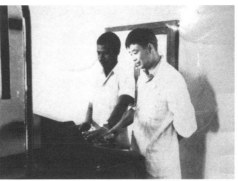

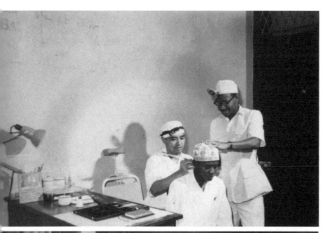

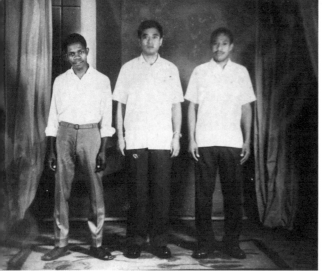

师带徒

　　临床带教是医疗队培养受援国医护人员最早采用的方法，也是最有效的途径。一对一，手把手，毫无保留地培养当地医护人员，赢得了受援国政府和医院对中国医生的信赖和尊重。1965年9月，第一期援桑医疗队员孔祥琏抵达桑给巴尔后不久，即带教两位桑给巴尔耳鼻喉科医生。两年的教与学，让孔祥琏与两位桑给巴尔学员结下了深厚的师生情谊。临回国前，孔祥琏将两位学员交给第二期援桑医疗队员。两位学生一再邀请孔祥琏一起去照相馆照个相，由于当时在桑给巴尔上照相馆照相是一件非常"奢侈"而隆重的事，孔祥琏在婉拒多次无果后，终于勉强同意，这才有了今天这张师徒三人的合影。可见桑给巴尔学员对中国医生的尊重和感激之情。

　　上图：孔祥琏在带教。

　　中图：孔祥琏与两位徒弟合影。

　　下图：孔祥琏将徒弟介绍给第二期援桑医疗队员。

　　（孔祥琏供图）

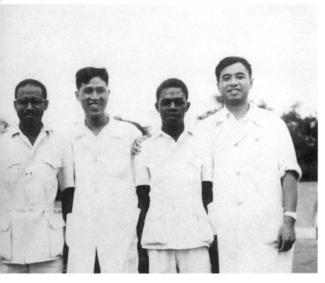

卡萨米的"最高学历"

　　2013年9月的一天，第二十五期援桑医疗队员夏俊参加完桑给巴尔传统医药日活动准备离开时，一位高大健硕、穿着白大褂的桑给巴尔老人拉住了他。老人叫卡萨米，65岁，是一名眼科医生。他从桌子底下拿出一个配眼镜的镜片箱，打开箱子，一张印有"结业证书"四个汉字的绿皮纸显露出来，特别醒目。这张不起眼的结业证书，被卡萨米看作他这辈子最值得骄傲的一张证书，因为在他眼里，这是他的"最高学历"。这张老旧证书是卡萨米1972—1975年参加中国援外医疗队组织的医生培训班，并最终通过考核后获得的。

　　老人说着又拿出他的眼底检查镜盒子，打开后上面贴着两张发黄的照片，一张是帅气的军容照，一张是与中国医生的合影。卡萨米说，这是他一生中两段最光荣也最珍贵的日子。在军队服役的日子里，他练就了强健的体魄。的确，在人均寿命只有五十来岁的桑给巴尔，65岁已经算高龄了。在医生培训班的日子里，中国医生教会了他医术，让他有一技之长，有了谋生的手段。直到现在，虽然年纪大了，仍然有许多机构聘他为坐诊眼科医生。当年中国医生回国前，将很多眼科器械送给了他，尽管时间已过去快40年，卡萨米每天都要认真擦拭每一件"宝贝"。

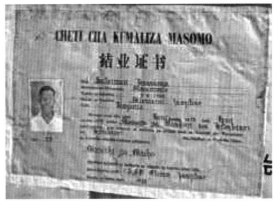

　　当了解到夏俊也是中国医疗队员时，卡萨米越发激动，指着合影相片上的中国医生问："你认识这些医生吗？他们怎么样了？"老人又回忆起与中国医生一起工作和学习的日子。临别前，卡萨米从皮夹里掏出一张纸片，是一张2009年桑给巴尔的报纸，有一则纪念江苏派遣援外医疗队45周年的报道，上面赫然写着：自1964年起，南京共派出医务人员160名，苏州81名，淮安21名，无锡43名，常州33名……一个个陌生的城市名，但老人却尽力发准每个音。也许他有生之年不可能踏上这块鱼米之乡，但那是他魂牵梦绕的地方。在那里生活着他一生的老师和挚友，更有他许多美好的记忆和牵挂。（夏俊供图）

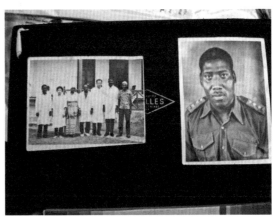

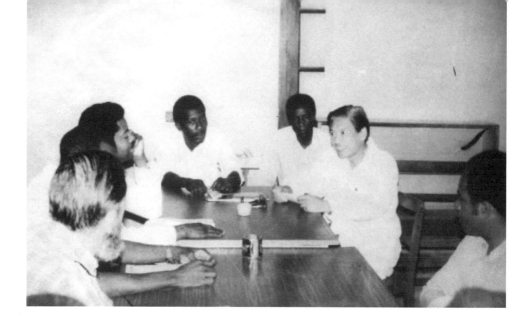

疑难病例讨论

　　"传帮带"是援桑医疗队的老传统。1981—1983年，第九期援桑医疗队员在给桑给巴尔医生上课。（陈赐令供图）

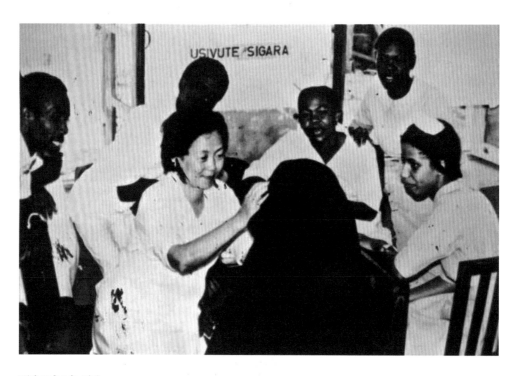

眼科培训

　　1987—1989年，第十二期援桑医疗队员在培训当地眼科医护人员。（朱丽霞供图）

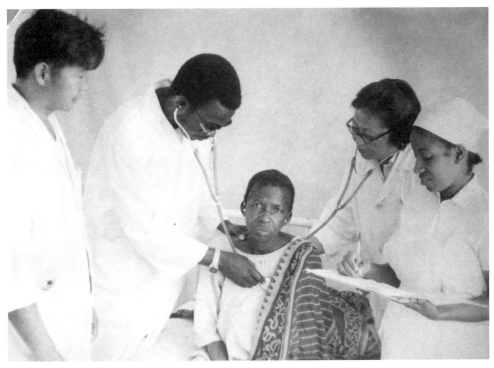

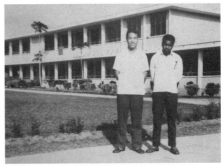

开门办学

　　1972年11月，为培养桑给巴尔自己的医生，总统琼布把自己的儿子苏莱曼以及迈苏迪、阿布拉哈·迈迪和迈乌阿4位青年送到奔巴，让中国医生带教。没有基础教材、没有英文资料，队员们就自己动手编写翻译，借鉴当时国内"开门办学"的经验，制订教学计划，明确教学方法。经过两年的精心培养，4位学员完成全部培训课程，基本能独立开展临床工作。1975年4月，4位学员又到南京进修学习两年。上世纪80年代，苏莱曼成为列宁医院外科主任，阿布拉哈·迈迪成为五官科医生，迈乌阿成了奔巴恰克恰克医院妇产科医生，迈苏迪也当上了内科医生。

　　上图：1972—1974年，第四期援桑医疗队奔巴队员正在培训当地医生。（茹佩英供图）

　　下图：琼布总统的儿子苏莱曼和带教的中国医生合影。（徐五音供图）

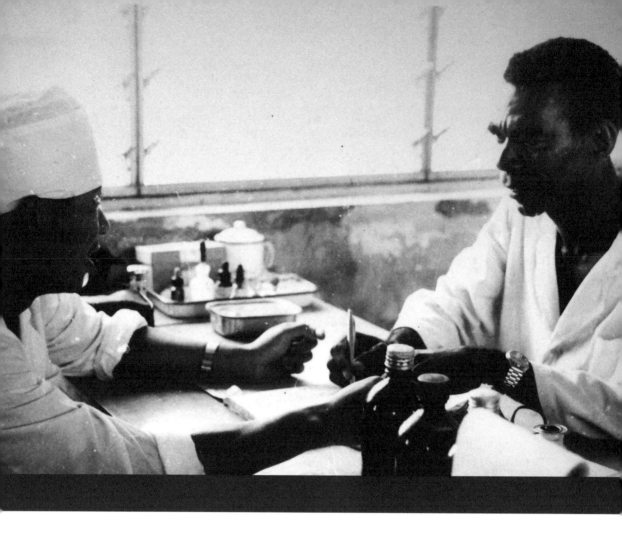

奥马的故事

　　1964—1971年，奔巴阿卜杜拉·姆齐医院眼科医生奥马先后师从第一期援桑医疗队眼科医生和第二期援桑医疗队眼科医生。在两位中国医生悉心指导和带教下，奥马能独立开展许多眼科手术和治疗。上世纪80年代初，奥马担任阿卜杜拉·姆齐医院院长。图为1986年，第十一期援桑医疗队奔巴队员与奥马院长（右）讨论诊疗方案。（翁毅供图）

苏莱曼医生

1975年4月—1977年3月，在江苏新医学院（现南京医科大学）进修深造的14名学员中有桑给巴尔总统琼布的夫人海莱姆、儿子苏莱曼。苏莱曼身材魁梧，在桑给巴尔列宁医院工作期间，曾跟随中国医生徐五音、周志耀、朱泰来、张祖荀等外科专家学习，技术水平提升很快。1981年3月苏莱曼再次来到南京医学院（现南京医科大学）学习。当他见到曾经带教的张祖荀教授时，尊称张教授为"张前辈"，感恩张教授的悉心培养。1983年5月，苏莱曼在南京医学院获得医学学士学位。回国后，苏莱曼通过自身不断努力，成为列宁医院外科主任，能独立开展普外科多种疾病的高难度手术。1983年底，苏莱曼在桑给巴尔列宁医院首次成功开展胃切除手术。（周维善供图）

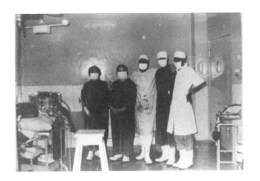

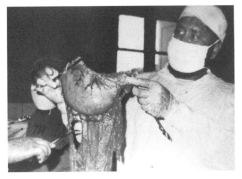

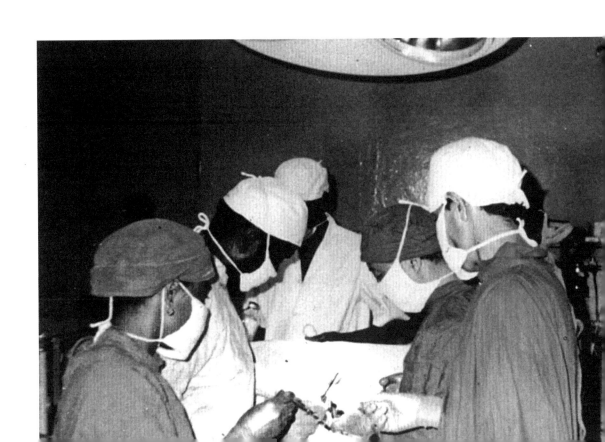

桑给巴尔来的"留学生"

　　除了通过援外医疗队在当地培训医务人员外，江苏还邀请桑给巴尔的医生来江苏进修学习。1975年4月，在卫生部的统一组织下，桑给巴尔14名留学生在江苏新医学院开始了为期两年的学习。学院抽调40多名精干教师，精心设计了13门课程，编写相关英文教材，采取独立教学的方式对留学生进行专门培养。两年学习结束时，学院为留学生颁发了结业证书。这些留学生成为桑给巴尔第一批留学中国的医学人才。

　　下图：1977年3月，14名桑给巴尔留学生毕业前，在南京与江苏省卫生厅领导和江苏新医学院的任教老师、坦桑尼亚驻华大使卢辛德在教学楼前合影。

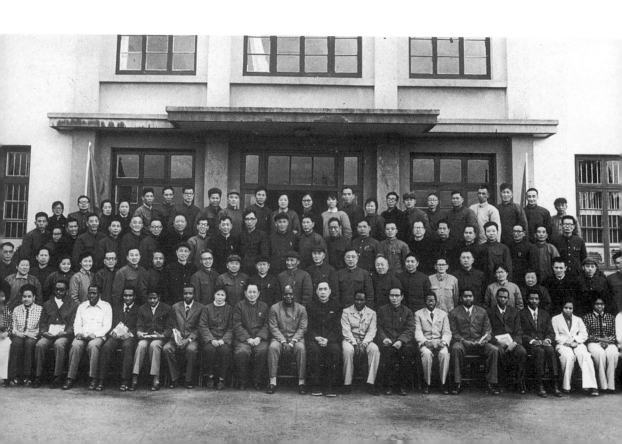

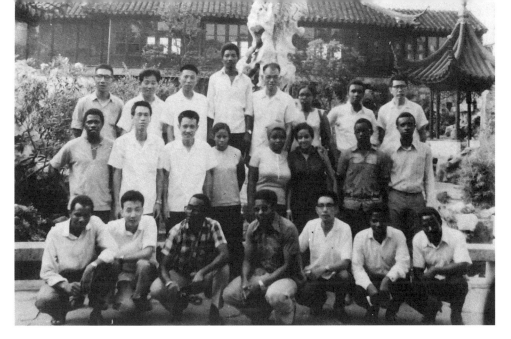

桑给巴尔留学生在江苏期间与部分老队员欢聚。（林玉霞供图）

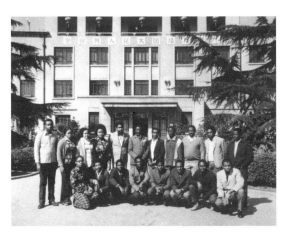

桑给巴尔留学生在
江苏新医学院合影。
（佘忠梓供图）

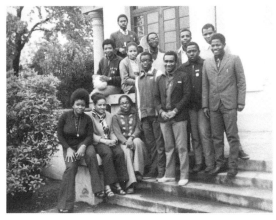

桑给巴尔留学生在
各地参观。（林玉霞供
图）

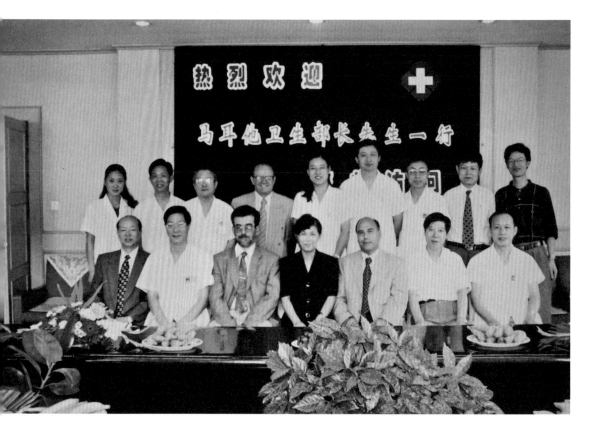

互访推动中马合作

    自上世纪80年代中马开展卫生合作以来，双方互访频繁。访问对增进相互了解、扩大合作起到积极的推动作用。1999年8月28日，马耳他卫生部长率团访问江苏。（翁毅供图）

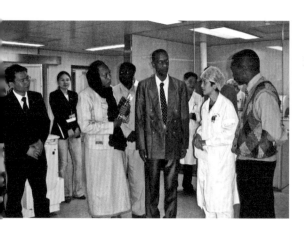

桑给巴尔卫生部来访江苏

    2006年4月，应江苏省卫生厅邀请，桑给巴尔卫生部长穆格瑞一行访问江苏。图为代表团参观江苏省人民医院重症监护病房。

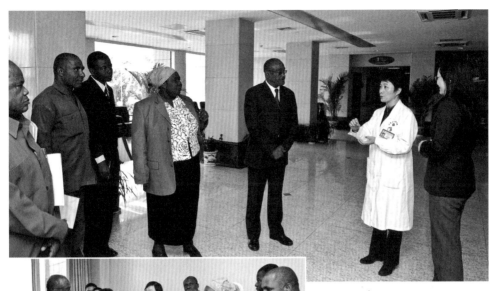

哈桑副部长一行参观
江苏省人民医院。

受援国卫生技术人员来华培训

　　进入新世纪，随着中国的日益发展，世界尤其是发展中国家，把更多的目光聚焦在中国，希望学习借鉴中国的发展经验。"请进来"成为世界各国，特别是受援国了解中国、分享发展经验、增进友谊、扩大双边合作的一条重要途径。

　　2008年11月30日—12月7日，应江苏省卫生厅邀请，桑给巴尔卫生社会福利部副部长哈桑一行7人来江苏访问。12月4日，双方正式签署《江苏省卫生厅与桑给巴尔卫生和社会福利部工作会谈纪要》。哈桑一行来访标志着由江苏省全额资助的受援国卫生技术人员来华培训项目正式启动。

江苏心脏病专家
在圭亚那开展学术交流

2007年5月16日，江苏省心脏病专家在圭亚那乔治敦公立医院做"心脏介入治疗进展"报告，引起圭方同道的广泛关注。在圭亚那期间，江苏专家还深入病房与圭医务人员共同探讨一些疑难病例的诊治。

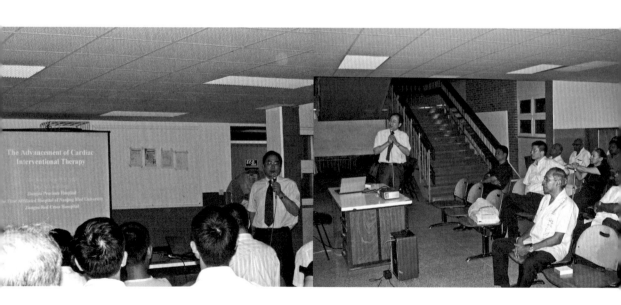

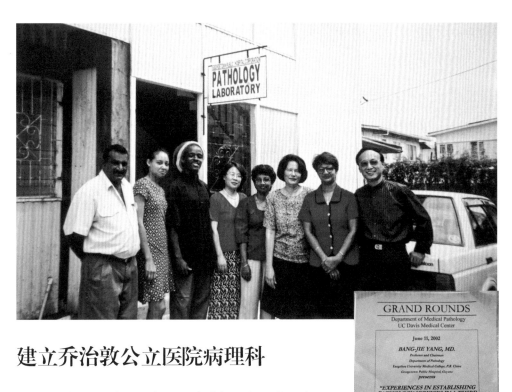

建立乔治敦公立医院病理科

　　2000年6月，第四期援圭医疗队抵达圭亚那，随即投入创建乔治敦公立医院病理科的工作。在此之前，美国和古巴的医疗队曾试图帮助该院建立病理科，但都未成功。经过中国医疗队3个月的艰苦努力，2000年9月1日病理科正式收验标本。9月4日，院方宣布第四期援圭医疗队员杨邦杰为病理科主任。在随后的两年时间里，中国医生不仅为医院提供了高质量的病理诊断服务，而且在人员培养、科室规范化建设等方面开展了卓有成效的工作，赢得圭方的充分肯定，并引起美国同行的关注。

　　上图：2002年，第四期援圭医疗队员与乔治敦公立医院病理科同事合影留念。

　　中图：圭亚那乔治敦公立医院授予杨邦杰医生的感谢状。

　　下图：中国医生在圭亚那的杰出工作引起了美国病理界同行的关注。2002年6月11日，应美国加州大学戴维斯医学中心的邀请，杨邦杰赴该院做题为"在第三世界国家建立病理科经验：病理学在圭亚那"的报告。
（杨邦杰供图）

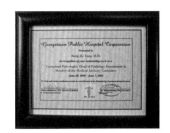

国际合作 "高大上"

　　一方面，随着中国经济社会的不断发展和国际地位不断提升，国际社会希望中国更多地参与国际事务、发挥更大影响、承担更多责任的呼声日益高涨；另一方面，随着中国逐步走向国际舞台的中心，积累处理世界性事务的经验，展现负责任大国形象，更多地融入和影响世界，变得越来越突出。卫生国际合作既是民生问题，也是国际性政治议题，处于外交领域越来越重要的地位。通过参与全球性的卫生合作项目，在实践中学习、借鉴国际上成功的全球卫生合作经验，提升自身水平和能力，丰富和完善我国卫生援外的形式和内容，不失为一条高效的路径，也是未来卫生援外发展的方向之一。

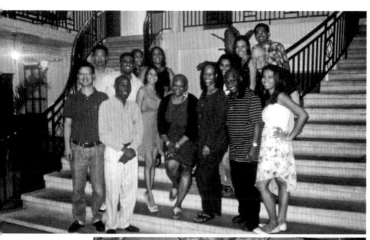

2013年5月，援圭医疗队员成为美国"妇女—新生儿多样化机会下乡研究"项目在圭亚那开展的住院医师培训项目导师。

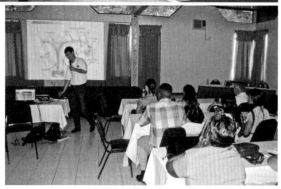

2013年6月2日，应圭亚那卫生部继续教育中心和圭亚那医学会的邀请，援圭医疗队妇产科医生作为四位演讲嘉宾之一，参加了圭亚那全国医学继续教育培训班。另外三位讲者来自美国、墨西哥和圭亚那。

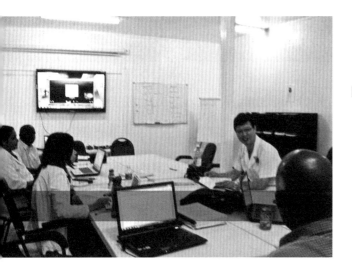

援圭医疗队员指导圭亚那住院医生。

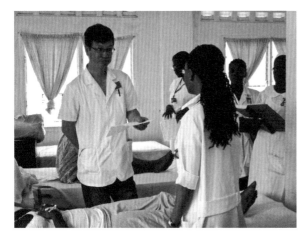

2013年，援圭医疗队员临床带教圭亚那医学生。

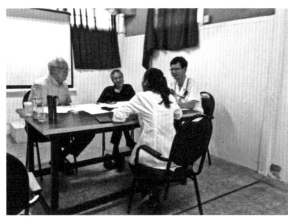

2014年3月14—15日，应美国凯斯西储大学医院妇产科主任詹姆斯·刘的邀请，援圭医疗队妇产科医生作为面试考官之一，参加了在圭亚那举行的美国和圭亚那合作开展的住院医师培训项目年度面试考核。

江苏—桑给巴尔妇产科住院医师和手术室护士培训项目

2016—2018年，在国家卫健委的支持下，江苏与桑给巴尔卫生部联合实施桑给巴尔妇产科住院医师和手术室护士培训项目，由南京鼓楼医院负责具体实施。项目通过在南京集中培训、远程授课、专家组赴桑指导及援桑医疗队员临床带教等形式，对桑方医护人员进行强化培训，有力地提升了当地医护人员的技术水平，为进一步降低桑给巴尔孕产妇死亡人数、保障母婴安全打下了良好的基础。项目实施以来，累计派出专家组6批35人次，有3批28人次的桑医护人员来南京接受为期21天的规范化培训，在桑临床带教总时数超过1680小时。

2016年11月5日，项目启动。

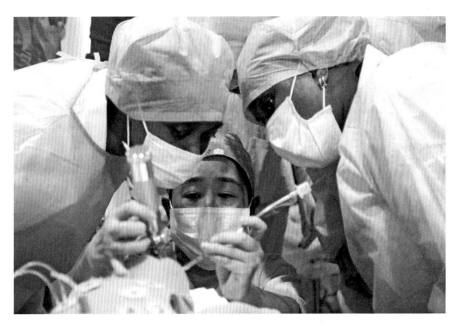

模拟训练。

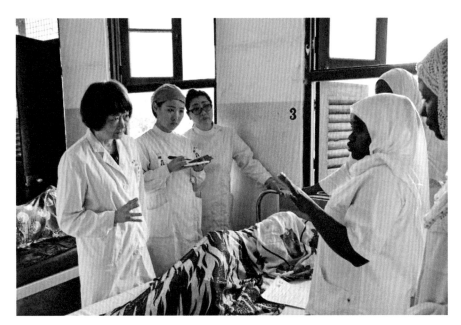

临床考核。

主题故事 » 精准援外，授人以渔

　　由于桑给巴尔、圭亚那经济社会发展较为落后，江苏援外医疗队所在医院工作条件十分简陋，基本医疗条件缺乏，高端设备设施几乎没有，面对患者，尤其是重症患者，队员的技术优势无法得到全面发挥，业务上的无能为力和失落感比较强烈。

　　2007—2014年，江苏省先后投入775万元，选择国内技术成熟、疗效显著、能填补当地医学空白的医疗技术，引入受援国医院。

　　2007年至今，先后在圭亚那建立了中国医疗队眼科中心和微创外科中心，在桑给巴尔建立了中国医疗队眼科中心、微创外科中心、微笑中心、消化内镜中心和创伤中心。受援国政府总统、总理以及社会名流均前往技术中心参观、就医，受援国卫生部和当地医院的管理层主动向社会各界介绍新技术和中国专家。不仅当地的患者前来就诊，邻国和周边地区的患者也被吸引来，影响力不断扩大。关于中国医疗队的报道频繁出现在当地主要媒体上。目前，这些中心不仅提供高水准的医疗服务，而且日渐成为受援国专科技术培训中心。

桑给巴尔中国医疗队眼科中心

2009年8月26日，由江苏省政府投资建设的桑给巴尔纳兹摩加医院中国医疗队眼科中心正式投入使用。这是桑给巴尔首家开展超声乳化白内障手术的中心，填补了桑给巴尔的空白。目前，该中心已成为桑给巴尔眼科医疗、教学和研究中心，桑政府计划进一步扩大中心规模。（朱向军供图）

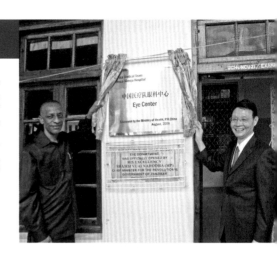

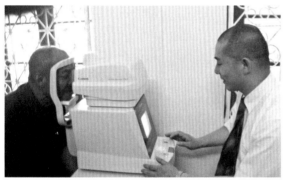

第二十三期援桑医疗队眼科医生为卡鲁姆总统做检查。（计江东供图）

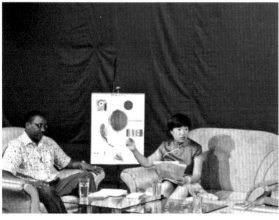

2013年4月，中国医疗队眼科中心医生在桑给巴尔电视台做眼保健知识讲座。

光明行

　　2009年5月16日，江苏省眼科专家一行4人在桑给巴尔免费开展白内障超声乳化手术，为桑给巴尔白内障患者送去光明。

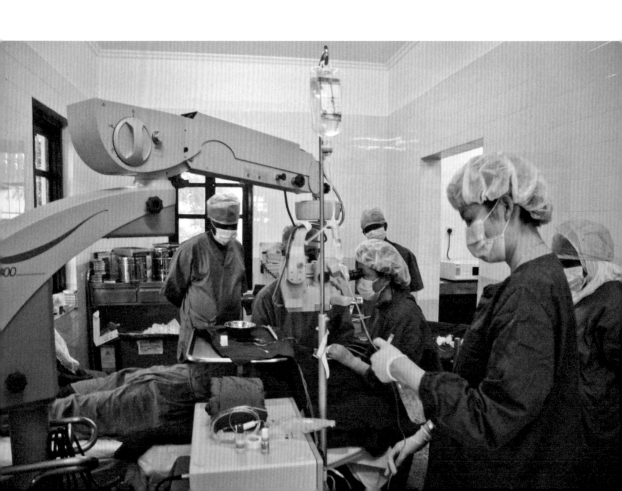

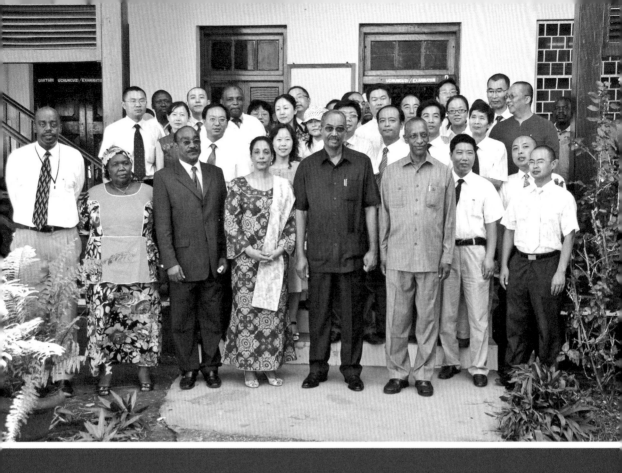

桑给巴尔卡鲁姆总统视察中国医疗队眼科中心。

桑给巴尔中国医疗队微创外科中心

　　2012年9月7日上午，中国医疗队微创外科中心在纳兹摩加医院揭牌成立。该中心腔镜设备和耗材由江苏省捐赠。中国医疗队微创外科中心的建立，标志着桑给巴尔医疗卫生进入微创时代。（冯家清供图）

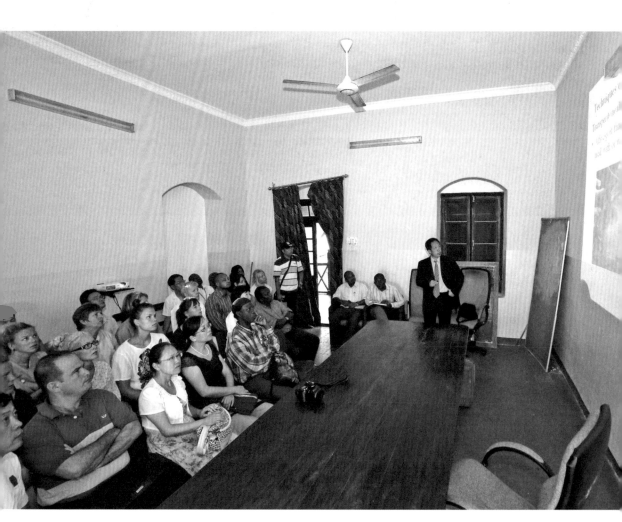

　　2012年9月6日，江苏省泌尿外科专家在纳兹摩加医院做腔镜技术最新进展报告。（冯家清供图）

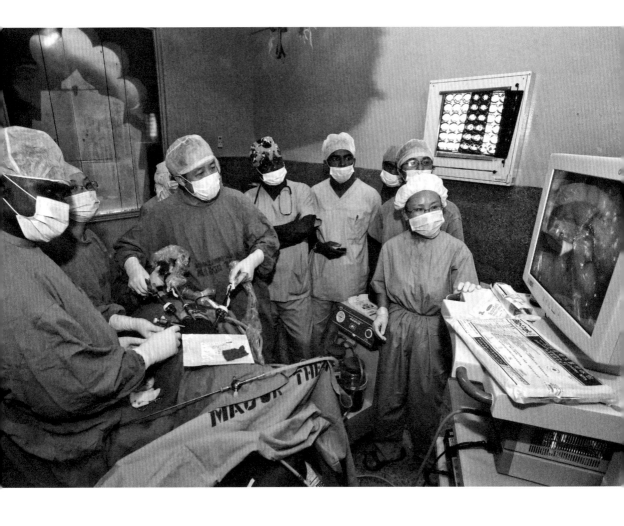

"微创"造福桑给巴尔

微创手术以创口小、疼痛轻、出血少、恢复快等特点优于其他手术。

2012年9月6—7日，江苏省泌尿外科专家及第二十五期援桑医疗队妇产科专家在中国医疗队微创外科中心分别开展泌尿外科和妇科微创手术。（冯家清供图）

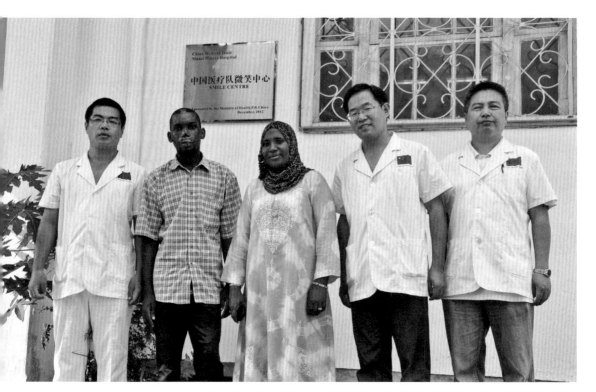

2012年12月21日，桑给巴尔唇腭裂患者治疗后在微笑中心前与中国医生合影。

桑给巴尔中国医疗队微笑中心

　　2012年12月21日，由江苏省投资建设的纳兹摩加医院中国医疗队微笑中心在桑给巴尔正式投入使用。该中心主要从事口腔、颌面部手术，特别是唇腭裂修复手术，不定期邀请江苏的专家赴桑免费开展较为复杂的手术，并开展学术交流。

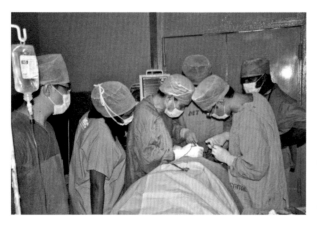

　　2012年12月16—23日，江苏省口腔科专家在桑给巴尔开展"微笑行动"，免费进行唇腭裂修复手术，受到热烈欢迎。

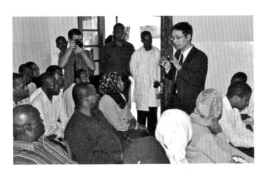

2012年12月20日，江苏省口腔科专家在纳兹摩加医院做唇腭裂修复术最新进展专题演讲。

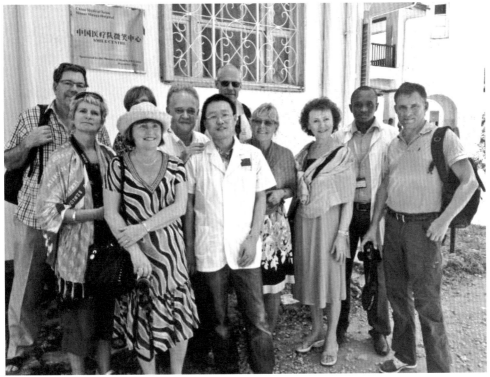

第二十五期援桑医疗队员与瑞典医生合影（刘华联供图）

由于经济落后，桑给巴尔严重依赖外援，西方许多机构热衷于为桑提供各式各样的医疗卫生援助。因此，来桑给巴尔的西方短期医学团队络绎不绝。小小的桑给巴尔不仅是中国医疗队服务桑给巴尔人民的大舞台，也成了中国向世界宣示价值观、践行对发展中国家承诺、展示负责任大国形象的窗口。2014年1月9日，瑞典口腔医学代表团一行9人在纳兹摩加医院与第二十五期援桑医疗队口腔科医生座谈，并参观了中国医疗队微笑中心。在了解到中国医疗队已在桑工作50年并先后建立五大技术中心后，代表团团长激动地说："你们太棒了！你们为桑给巴尔人民带来越来越多的欢笑。"

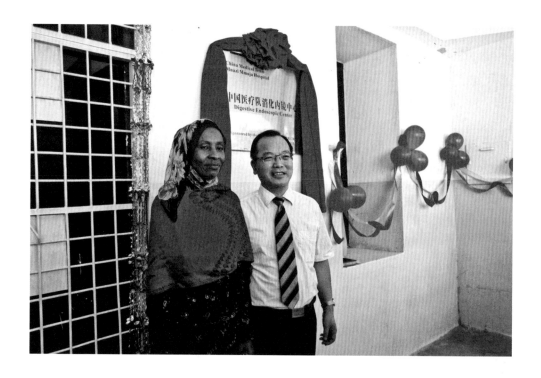

桑给巴尔中国医疗队消化内镜中心

　　2013年12月5日，中国医疗队消化内镜中心正式揭牌成立。在接下来的几天里，第二十五期援桑医疗队员共为30位患者做了诊断和治疗。其中，幽门螺旋杆菌检测和胃息肉内镜下摘除是桑岛首次开展。以前做胃镜，桑岛患者需乘船或飞机赴达累斯萨拉姆，一般百姓根本无法承受旅费，中心的建立极大地方便了当地的病人。纳兹摩加医院副院长认为，消化内镜中心的建立，带动了医院相关科室的建设和发展。他说，就在一个月前，医院专门成立了病理科，配合消化内镜中心未来的发展。

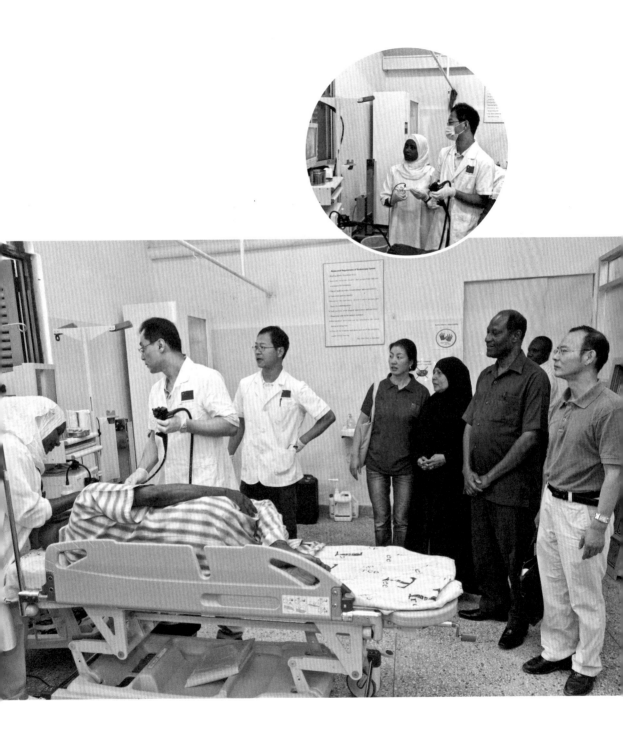

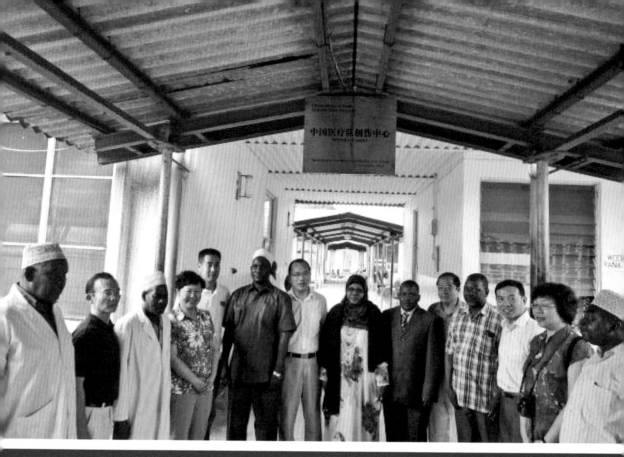

桑给巴尔中国医疗队创伤中心（奔巴）

奔巴骨伤病人较多，尤其是丁香采摘季节，摔伤的更多。考虑到奔巴地处偏僻、交通不便，为解决当地医疗主要问题、方便患者就医，2012年，江苏省决定在奔巴建立创伤中心。2013年12月6日，中国医疗队创伤中心在奔巴阿卜杜拉·姆齐医院正式启用。这是中国医疗队在奔巴建立的第一个技术中心。

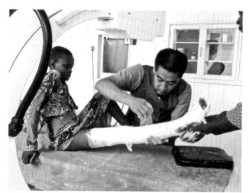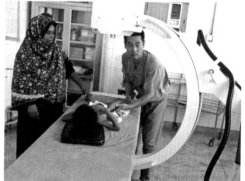

2014年3月22日，第二十五期援桑医疗队奔巴队员用江苏捐赠的C臂机检查、治疗病人。（郁忠杰供图）

右图：第十期援圭医疗队员正在做超声乳化白内障手术，同时示教当地医生。（陆云峰供图）

下图：2013年5月28日，援圭医疗队员正在为圭亚那眼疾患者做间接眼底镜下视网膜脱离手术后白内障超声乳化摘除联合硅油取出手术。（陆云峰供图）

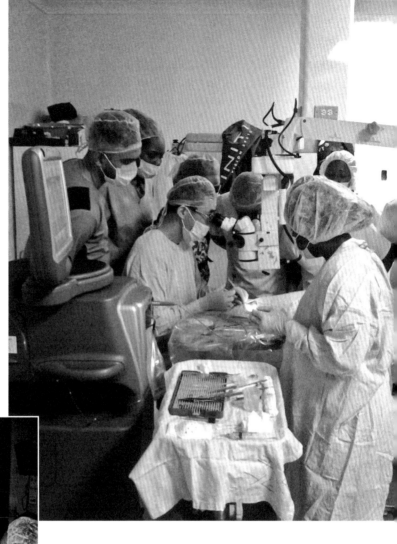

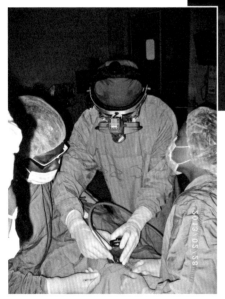

圭亚那中国医疗队眼科中心

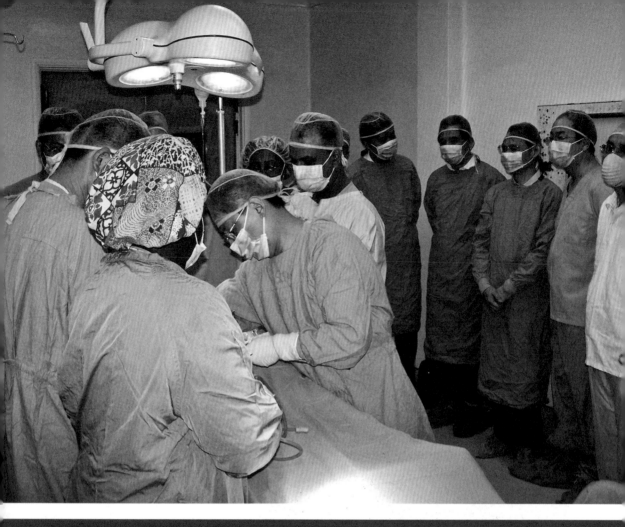

圭亚那中国医疗队微创外科中心

　　2007年5月17日，江苏医学专家在圭亚那乔治敦医院开展微创外科手术，填补圭亚那医学空白。

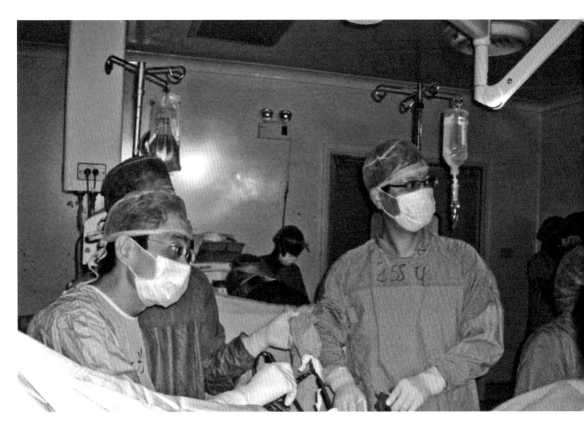

2013年1月31日，第十期援圭医疗队员在中国
医疗队微创外科中心开展腔镜下直肠癌根治术。
（朱新国供图）

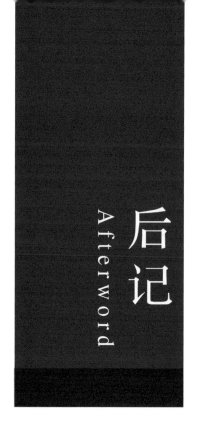

后记
Afterword

　　2019年是中华人民共和国成立70周年，也是江苏援外医疗队派遣55周年。55年前，第一批援外医疗队员远离祖国奔赴万里重洋外的桑给巴尔，正式拉开江苏援外医疗工作的历史序幕。55年来，一批又一批江苏援外医疗队员克服身在异乡的种种困难，前赴后继，耕耘不辍，为增进人类健康福祉、推动人类命运共同体建设做出了不可磨灭的贡献。

　　通过每年的援外医疗队组队、培训、送队、日常管理与服务，我们与一批又一批的"新面孔"变成了老朋友。其间，我们经常被队员们爱国与敬业的言行触动，一直被医疗队员和家属"舍小家为大家"的精神感动，总是为队员们取得的成绩与荣耀而激动，觉得有责任为援外医疗队员、为广大卫生工作者、为社会留下江苏援外医疗队值得回味的非凡经历与宝贵的精神财富。

　　历史的长卷是由无数的精彩瞬间组成的。从2012年起，我们发起了寻访老援外医疗队员活动，其间赴全省13个省辖市乃至海外，走访了200多位新老医疗队员，走进他们的家庭、诊疗病房，与他们座谈，倾听他们讲述难忘的异国援外生活。老队员们珍藏多年的老照片、老物件，仿佛将我们带回了历史的现场；新队员们报送来的现场图片及解说文字，让我们一次次感到身临其境。55年来，这些流动的瞬间，是江苏援外医疗队员挥洒青春、书写大爱的生动写照，是援外医疗推动构建人类命运共同体的宝贵记录，也是祖国日新月异发展的历史缩影。

寻访活动得到了援外医疗队员和各单位的积极配合与大力支持，我们共征集到数千件弥足珍贵的图片、实物。因篇幅有限，我们撷取了其中的部分，编写成《流动的瞬间》一书。其中疏漏、差错之处在所难免，有些图片已找不到提供者，敬请谅解，并欢迎批评指正。

本书付梓得到了江苏人民出版社的大力支持，谢红为本书的策划和创作提供了指导性意见，卞清波、胡海弘等为文字和图片内容的润色做了大量具体而高效的工作，正是他们的努力使此书得以顺利出版。中国非洲研究院高级研究员、博士生导师贺文萍女士从专家的视角出发，为本书慷慨赐序，赋予本书学理意义。对此，我们都感念在心。这里，还要特别感谢所有为《流动的瞬间》一书提供素材的援外医疗队员和相关人员。

谨以此书庆祝中华人民共和国成立70周年，并向所有为援外医疗事业做出贡献的人们致敬！

编　者
2019年9月